子宮頸がんでも妊娠・出産を可能にする

最新子宮温存治療法

PDTとトラケレクトミー

はじめに

がんの臨床統計の動向として、近年、本邦の子宮頸がん患者数は増加しつつあります。２０１５年は約３万４０００人（図１）であり、特に若年層で著しい増加がみられます（図２）。また、子宮頸部円錐切除術等の子宮温存の対象となる進行期０～ⅠＡ１期の患者数がその約３分の２を占めています。

妊孕性《にんようせい》（妊娠・出産の可能性）温存治療が求められるようになった背景としては、まず晩婚化、挙児希望女性の高齢化や、若年子宮頸がんの増加による挙児希望の子宮頸がん患者の増加が挙げられます。次に、未受精卵や卵巣組織の凍結保存技術の進歩や、広汎子宮頸部摘出術（以下、トラケレクトミー）等の新しい子宮温存治療法出現による妊孕性温存治療の選択肢の多様化があります。また、新型コロナウイルス感染症の世界的な蔓延により、少子化に拍車がかかっているため、より精密な子宮頸部病変の診断とそれに対する適切な子宮温存治療が必要となってきました。

図１　[婦人科領域悪性腫瘍の部位別罹患数]

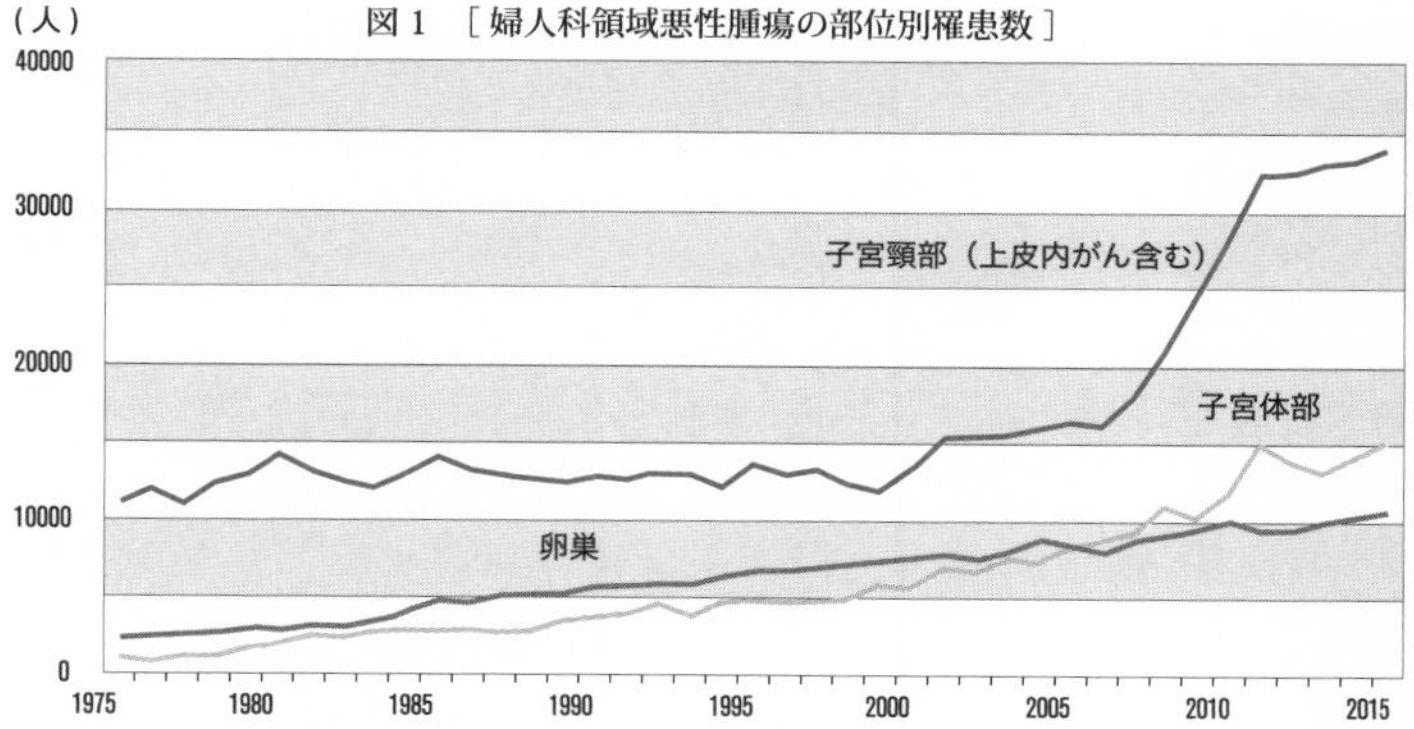

図２　[子宮頸がん（上皮内がん含む）の年齢階級別罹患数]

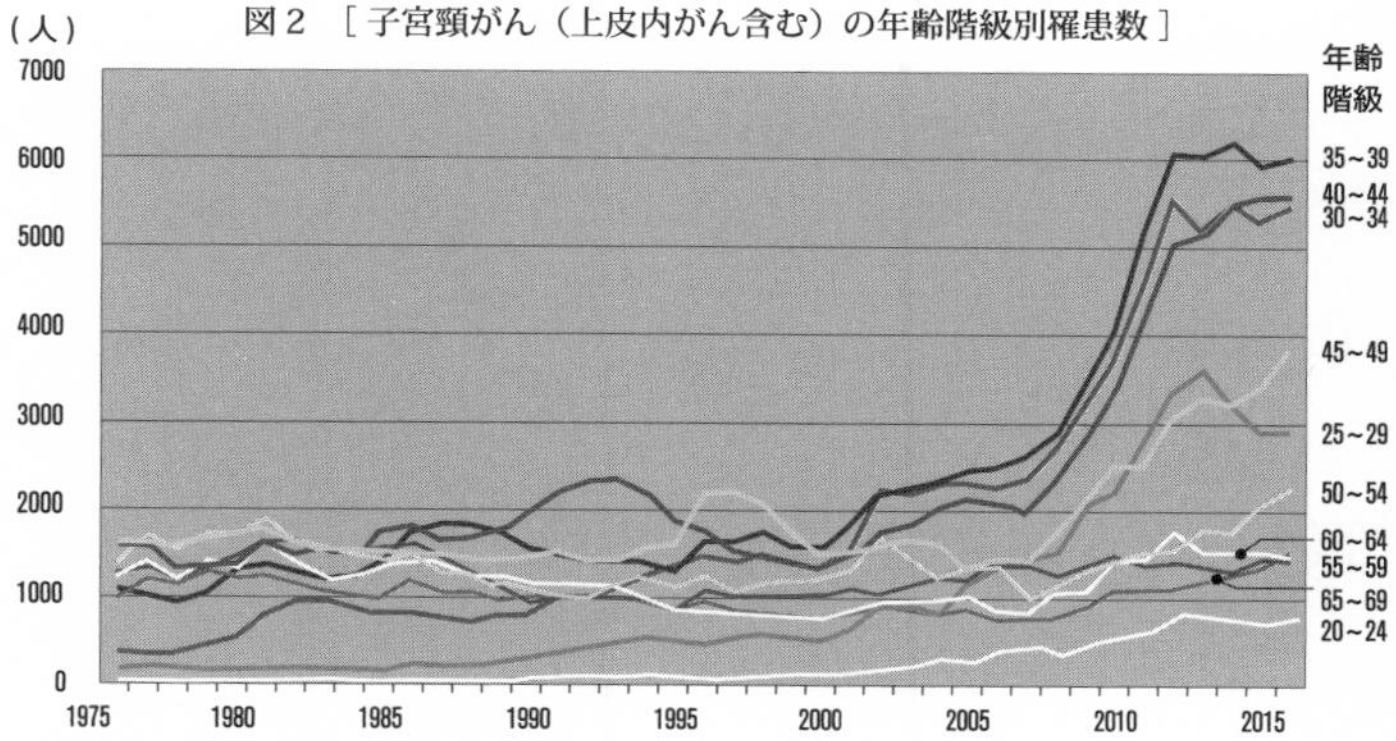

出典：国立がん研究センター がん対策情報センター
Source:Center for Cancer Control and Information Services,National Cancer Center,Japan

今回、公益財団法人 佐々木研究所附属 杏雲堂病院 相馬正義院長の勧めを受け、本書を執筆する機会をいただきました。本書では、子宮がん検診、子宮頸がんや体がんの原因、診断と治療、特に、子宮頸部の保存的治療として、光線力学療法（以下、PDT）ならびにトラケレクトミーについて、それらの適応と治療法の実際について概説します。

1988年、東京医科大学 外科学第一講座 加藤治文助教授（主任教授および副学長を歴任後、現在、同大学 名誉教授および国際医療福祉大学 教授）から杏雲堂病院 名誉院長の故 天神美夫先生宛に、子宮頸がんに対するフォトフリンとエキシマダイレーザーを用いたPDTの第Ⅱ相臨床試験に関する共同研究のご依頼があり、私が臨床試験を担当することになりました。

PDTとは、腫瘍親和性光感受性薬剤と低出力レーザー照射とを併用し、フォトフリン®（一般名：ポルフィマーナトリウム）やレザフィリン®（一般名：タラポルフィンナトリウム）の腫瘍組織・新生血管への特異的集積性と光の励起により発生する一重項酸素の強い細胞破壊効果を利用した治療法であり、正常組織への障害を最小限にした腫瘍選択的な治療法です。

第1世代の腫瘍親和性光感受性薬剤であるフォトフリンを用いたＰＤＴの適応は、早期肺がん、食道がん、胃がん、ならびに子宮頸部初期がんと異形成です。子宮頸部病変に対するフォトフリンＰＤＴでは、外科的処置である子宮頸部円錐切除術と比較して、治療効果には差がみられませんが、術後の早産率は有意に低い傾向がみられており、ＰＤＴは円錐切除術よりも妊孕性温存能が高い治療法であることが示唆されています。当院では、これまで１０００例以上の患者様にＰＤＴを施行し、頸部病変消失後、３００人以上の赤ちゃんが誕生しています。

第2世代の腫瘍親和性光感受性薬剤であるレザフィリンでは、腫瘍に対する治療効果はほぼ変わらず、副作用の光過敏症が大幅に改善されました。レザフィリンを用いたＰＤＴの適応は、早期肺がん、悪性脳腫瘍、同時化学放射線療法（以下、ＣＣＲＴ）後再発食道がんです。レザフィリンＰＤＴに関する臨床研究の良好な結果に基づき、現在、子宮頸部上皮内腫瘍ＨＳＩＬ（ＣＩＮ２～３）に対してレザフィリンを用いたＰＤＴの適応拡大を目指して、多施設共同治験（研究代表者：浜松医科大学 講師 村上浩雄先生）を行っています。

また、子宮頸部浸潤がんＩＡ２期～ＩＢ１期に対する標準治療は、広汎子宮全摘出術ですが、妊孕性を強く希望し、骨盤リンパ節転移や遠隔転移がみられない場合、根治性と妊孕性温存の両立を目指したトラケレクトミーの適応となる場合があります。高度な知識と技術が必要とされるため、日本産科婦人科学会で高難度手術のひとつに指定されています。

当院では、センチネルリンパ節生検を併用しており、生検リンパ節に転移がみられた場合、あるいは摘出子宮頸部の切除断端にがん細胞がみられた場合は、手術中に広汎子宮全摘出術に変更しています。腫瘍径２センチメートル（以下、センチ）以下の子宮頸がんに対するトラケレクトミーは、広汎子宮全摘出術と同等の予後が示唆されていますが、慎重なフォローアップが必要になります。また、術後妊娠に関しては、不妊治療が必要になることが多く、妊娠が成立した場合は流産や早産のリスクもありますので、産科との連携が重要になります。

本書が、子宮がんに対する理解を深め、子宮がんの予防、診断、ならびに治療法、特に妊孕性温存治療であるＰＤＴとトラケレクトミーの選択の一助になることを期待しています。

坂本　優

子宮頸がんでも妊娠・出産を可能にする
最新子宮温存治療法　PDTとトラケレクトミー

目次
CONTENTS

はじめに　2

序章　子宮がんとは　13

子宮がんの早期発見　14
子宮がんの種類　15
子宮体がん　18
【発生部位】18　【発症年代】18　【自覚症状】20　【発生原因】20
【子宮体がんの精密検査】21　【子宮体がんの分類方法】22
【子宮体がんのサブタイプ】27　【子宮体がんのゲノム分類（TCGA分類）】27
【標準的な治療法】30　【オプションとしての治療法】32　【リンチ症候群】36
子宮頸がん　38
【発生部位】38　【発症年代】40　【発生原因と経緯】40
【ヒトパピローマウイルス（HPV）】41　【自覚症状と早期発見】42　【治療法】43
子宮温存方法の必要性　44

子宮頸がんは予防できる　47

第一章　子宮頸がんとその診断　57

子宮頸がんの発生部位と種類　58
子宮頸がんの検診と結果の解釈　64
【高リスク型ＨＰＶ検査】65　【コルポスコピー（コルポスコープ診断）】66
【組織診】66
組織診でがんを確定後、直腸診や画像診断で進行期を調べる　70
ＨＰＶに関係のない子宮頸がん（ＭＤＡ、胃型粘液性がん）　74

第二章　標準的な子宮頸がんの治療　77

子宮頸がんの治療の概要　80
高度異形成から初期子宮頸がんの診断・治療法（子宮頸部円錐切除術）　82
子宮頸部円錐切除術　84
【適用と概要】84　【術式】86　【子宮頸部円錐切除術のメリット・デメリット】90
【子宮頸部円錐切除術のフォローアップ】92　【子宮温存の意義】92

レーザー蒸散法　93
【メリット・デメリット】94
子宮全摘出術（単純・準広汎・広汎子宮全摘出術）95
進行した扁平上皮がんと腺がんの標準的治療とオプション　95
【ＩＡ期の治療】96　【ＩＢ期とⅡ期の治療】97　【Ⅲ期とⅣ期の治療】99
【放射線治療】99　【同時化学放射線療法（ＣＣＲＴ）】101
【化学療法（抗がん剤治療）】101　【分子標的治療】101

第三章　妊孕性を残すオプションとしての治療　103

広汎子宮頸部摘出術（トラケレクトミー）104
【手術の内容】105　【妊孕性】107　【適応】109
【腫瘍径と術後再発リスク】111　【合併症】114
トラケレクトミーを経て出産へ　118
光線力学療法ＰＤＴ　128
【ＰＤＴのメカニズム】129　【照射の方法】132　【照射後の治療成績】135
【Ｐ－ＰＤＴ後の再発】138　【患者サイドからみたＰＤＴ治療と合併症】139
【ＰＤＴによるＨＰＶの消失効果】141

ＰＤＴを経て出産へ　144

第四章　妊孕性温存における治療法の比較　149

治療法の比較　150
【子宮頸部円錐切除術】150　【ＰＤＴ】151　【比較の内容】152
円錐切除術遺残・病変に対するＰＤＴの有用性　159

第五章　子宮頸がん治療の現場と今後　163

Ｌ－ＰＤＴの臨床研究から治験へ　164
【杏雲堂病院における臨床研究（第Ⅰ／Ⅱ相臨床試験）】165
Ｌ－ＰＤＴの治験概要　170
【選択基準】170　【除外基準】171
杏雲堂レディースセンターにおける婦人科疾患に対するチーム医療　173

おわりに　175

実績目録　182

序章

子宮がんとは

子宮がんの早期発見

現在、職場や市区町村にて健康診断が毎年行われ、その一部として、成人女性に対する乳がんや子宮がんの検診が含まれています。定期的に検診を受けることは、婦人科疾患に限らず、すべての疾患において重要なポイントです。

まずは、早期発見のためにこのような定期検診を受診することをおすすめします。

定期検診における子宮がん検診は、子宮の頸部に発生する子宮頸がんについての検査です。そこで不正出血など子宮体がんの疑いがある場合に限り、子宮体がんの検査が行われることがほとんどです。

検査についての詳細は後述しますが、子宮頸部の細胞を採取して検査するほか、場合によっては、ヒトパピローマウイルス（Human Papilloma-Virus、以下、ＨＰＶ）感染の有無も検査します。

ここで陽性となった場合には精密検査を受け、正確な判断を求めることになります。

検診を受ける前から次のような自覚症状がある場合には、速やかに婦人科外来を受診してください。

◉生理以外の不正性器出血がある
・接触出血（性交後出血）がある
・閉経したのに出血がある
・茶色で悪臭を伴うおりものが出る
・下腹部痛がある

このような自覚症状がある場合は、がんの可能性も考えられます。がんかがんではないのか、素人判断ではわかりませんので、婦人科でしっかり検査し、状況を把握しましょう。

子宮がんの種類

子宮がんには子宮頸がんと子宮体がんがあり、その大きな違いは、発生部位です。子宮は次ページの図3のような形をしています。子宮から外陰部に続く赤ちゃんの通り道が「腟」。腟から子宮に続く、いわゆる子宮の入り口が「子宮頸部」で、ここに発生するのが子宮頸がんです。

子宮頸がんと子宮体がんでは、発生部位のほかにも大きな違いがあります。

図３　［子宮正面図］

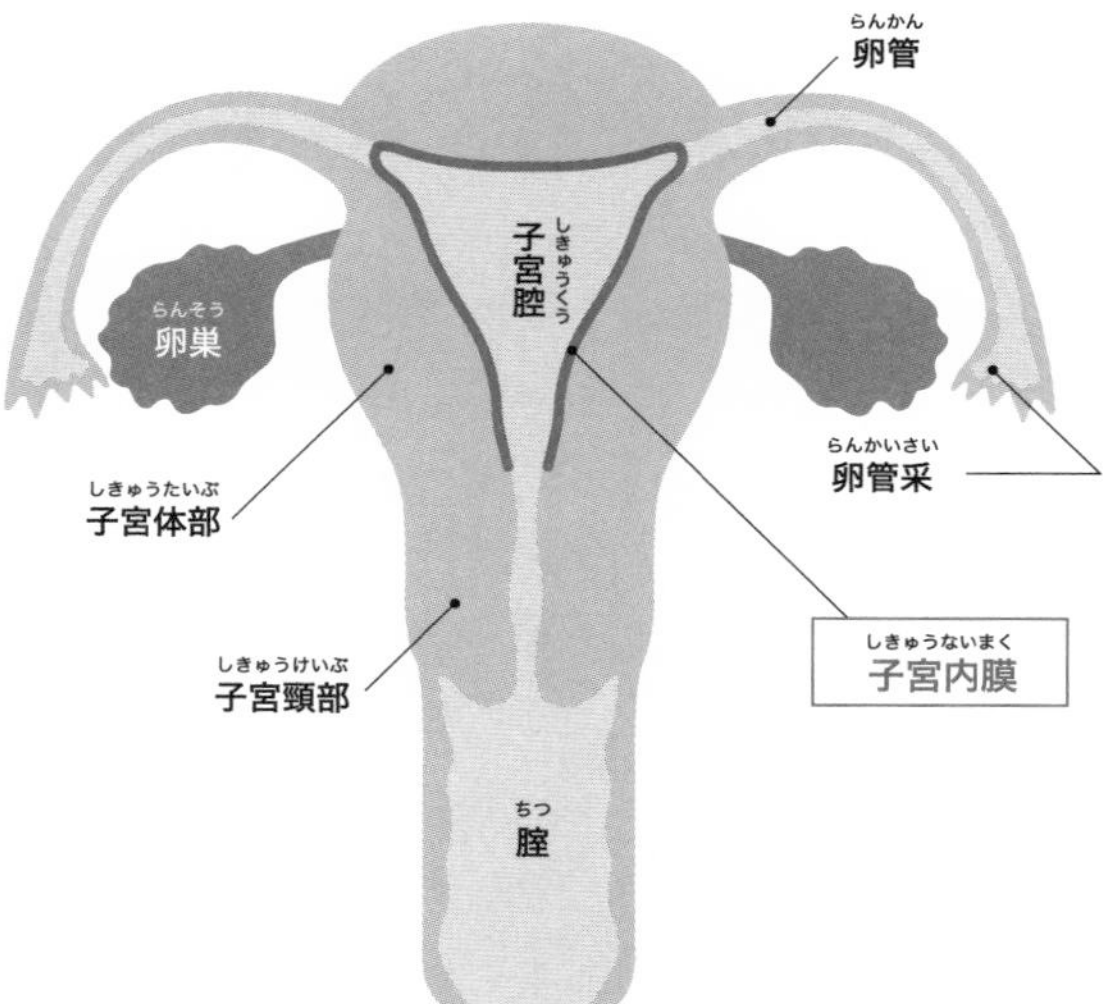
卵管《らんかん》
子宮腔《しきゅうくう》
卵巣《らんそう》
卵管采《らんかいさい》
子宮体部《しきゅうたいぶ》
子宮内膜《しきゅうないまく》
子宮頸部《しきゅうけいぶ》
腟《ちつ》

第一に発生原因が異なります。子宮体がんは女性ホルモン（エストロゲン）の長期的な刺激が、遺伝子変異を蓄積した子宮内膜細胞のがん化に促進的に作用することによって生じます。

これに対して、子宮頸がんはウイルス感染が原因です。ウイルス感染でがんが発生することに驚かれるかもしれませんが、逆に原因が明確であるため、予防できるという大きなメリットもあります。

第二に発症年代も異なります。子宮体がんは40代から増え始め、50～60代にかけてが発症数のピークとなります。稀に（20～）30代の若年層にみられることもあります。

一方で子宮頸がんは、主に性交渉を通じてウイルス感染し、それが一定期間子宮頸部にとどまることによって発症します。子宮体がんよりも発症が多くみられるのは若年層で、早ければ20代に発症し、30～40代が発症のピークになります。50代以降は子宮体がんに比べると低い数字で横ばいの発症数となります。

第三に治療方法も異なります。

子宮体がんは基本的に子宮全摘出による治療が中心となります。

一方で子宮頸がんは、がんの進み具合にもよりますが、若年層での発症が多くみられるため、回復後の妊娠・出産に対応できるよう、子宮を温存すること（＝妊孕性）が大きな課題となります。そのため、自ずと子宮体がんとは異なる治療法が求められます。

本書は、この点を大きな課題として進歩してきた子宮頸がん治療についてを大きなテーマとしています。まずは、子宮頸がんと体がんの違いを明確にするために、子宮体がんの詳細、続いて子宮頸がんの詳細をみていきます。

子宮体がん

【発生部位】

子宮体がんは子宮体部、さらに細かくいうと子宮内膜に発生します（図4）。つまり受精卵が着床して赤ちゃんが体内で育つ、まさにその部分に発生するがんです。そのため、子宮内膜がんと呼ばれることもあります。

【発症年代】

子宮体がんは50代以降に多くみられます。40歳未満に発症することもあり、その場合は若年性体がんと呼ばれます。

図4 ［子宮体がんの発生部位］

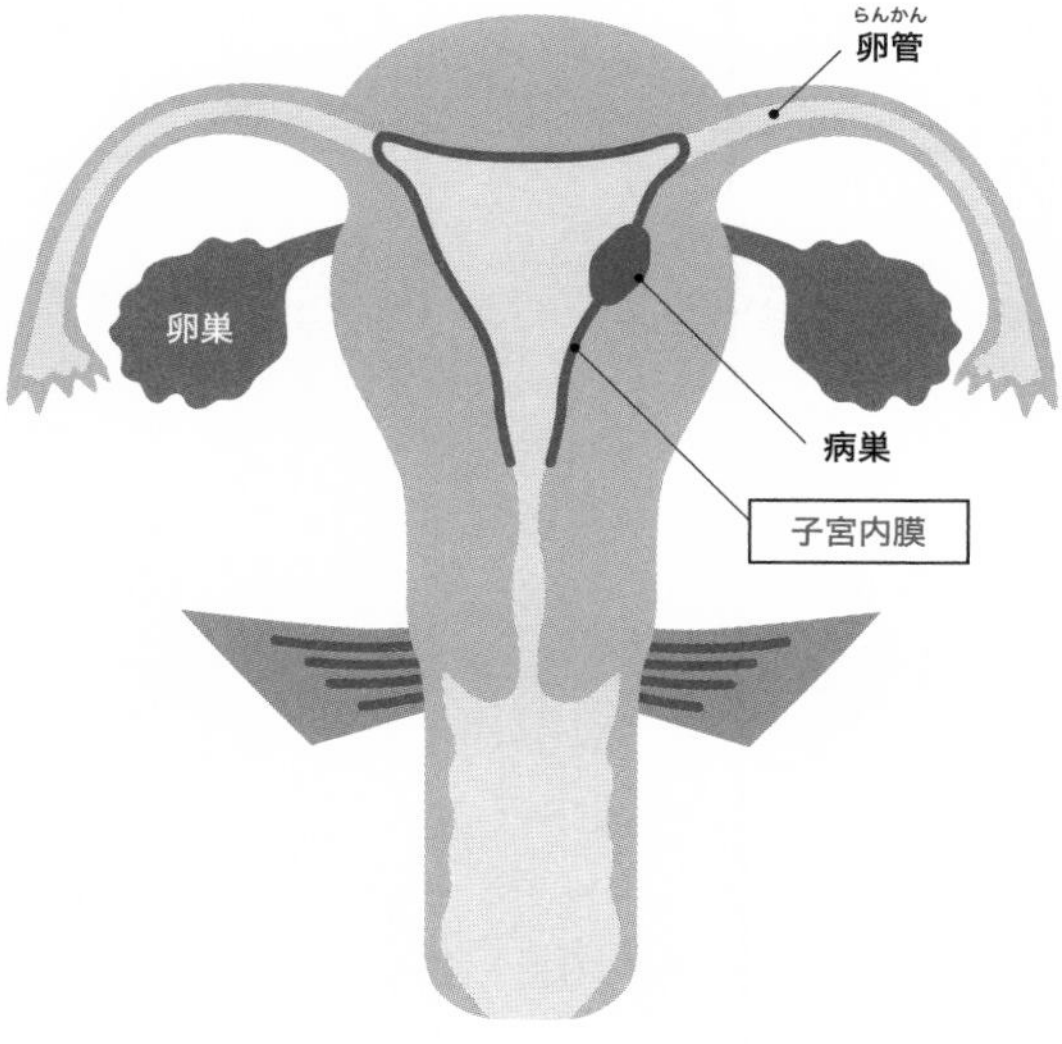

【自覚症状】

子宮体がんでは、以下のような自覚症状がみられます。

◉不正出血（特に閉経後の不正出血）

・過多月経

・血膿性帯下（膿や血液の混ざったおりもの）

・下腹部痛

【発生原因】

子宮体がんは女性ホルモン（エストロゲン＝卵胞ホルモン）の長期的な刺激が、遺伝子変異を蓄積した子宮内膜細胞をがん化させることによって生じると前述しました。

エストロゲンは卵巣で作られ、分泌されると受精卵の着床に備えて子宮内膜を増殖させる働きがあります。つまり、妊娠に備えた準備を始めるわけです。そのサイクルはおよそ28日です。受精卵が着床しなかった（＝妊娠しなかった）場合、増殖した子宮内膜は月経として体外に排出されます。

閉経は、その子宮内膜の周期的な増殖がなくなった状態です。それでも閉経前後の卵巣機能の低下によるホルモンバランスの異常や、閉経後のホルモン補充療法などにより、子宮内膜が厚くなることがあります。すると、そこから子宮内膜異型増殖症という前がん状態が発生することがあります。子宮内膜異型増殖症では20～30％程度ががん化することがわかっています。

そのため受診時には、エコー検査で子宮内膜の厚さを計ります。13ミリメートル（以下、ミリ）以下で正常、閉経前20ミリ以上、閉経後5ミリ以上では子宮内膜増殖症や子宮体がんが疑われます。

子宮内膜には粘液を分泌する分泌腺がたくさんあります。子宮体がんは内膜から発生するがんで、「腺系」のがんに分類されます。その点も、後述する子宮頸がんとは異なります。

また、エストロゲンが関与しないタイプの子宮体がんも稀にあり、ほとんどが閉経後に発症します。

【子宮体がんの精密検査】

子宮体がんの疑い、または子宮体がんと診断された場合、精密検査でさらに詳しく病状を調べます。

当院を受診される方は、近所のクリニックでの検査・診断や定期健康診断などの結果をもとに、来院される方がほとんどです。

子宮体がんの精密検査としては、子宮内膜から採取した組織を顕微鏡で検査する病理組織検査、触診や内診、またエコーや造影ＭＲＩ、ＣＴなどの画像診断を行います。その結果で子宮体がんの進行度を見定めます。

【子宮体がんの分類方法】

子宮体がんは、その発生にエストロゲンが関与するかにより、大きく2つに分類されます。

表1のタイプⅠはエストロゲン依存型であり、エストロゲンが発症に大きな影響を与えると考えられています。子宮内膜増殖症を前がん病変としており、細胞異型を伴う子宮内膜異型増殖症では20％から30％が子宮体がんに進行するとされ、治療の対象になります。またタイプⅠの大半は類内膜腺がんといわれる組織型を示し、子宮体がん全体の約80％を占め、比較的予後が良いとされます。

一方、タイプⅡはエストロゲン非依存性であり、子宮内膜増殖症を経ずに子宮内膜の腺細胞より直接にがんが発生すると推定されています。漿液性腺がん、明細胞腺がん等の組織型を示

表1 ［子宮体がんのタイプと特徴］

	タイプⅠ	タイプⅡ
エストロゲンとの関係	あり	なし
糖尿病との関係	あり	なし
閉経状態	閉経前、閉経期	閉経後
肥満との関係	あり	なし
組織型	類内膜腺がんグレード 1、2	類内膜腺がんグレード 3 漿液性腺がん 明細胞腺がん がん肉腫
がんの進行	比較的遅い	早い
遺伝子異常	*PTEN*、*K-ras*	*TP53*
前がん病変	子宮内膜増殖症	なし 萎縮内膜（閉経後の正常内膜） から発生する

Kurman RJ, ed: Blaustein's Pathology of the Female Genital Tract. 3rd ed. p 502, Springer-Verlag, 1987 より作表

し、悪性度が高く、進行も早いため予後は不良とされています。

また、子宮体がんの標準的な治療方法は手術による子宮全摘出です。しかし摘出する範囲は、がんの組織型の違い、分化度や進行期によって異なります。

◉組織型による分類

子宮体がんのほとんどは腺がんであると前述しましたが、その中でも組織型によって、類内膜腺がん、漿液性腺がん、明細胞腺がん、粘液性腺がんに分けられます。

◉分化度による分類

分化とは、細胞が分裂を繰り返して特定の機能を持つ細胞に成熟していく過程のことで、低分化、中分化、高分化へと成熟していきます。がん細胞は、本来の機能をどのくらい維持しているかによって低分化型、中分化型、高分化型に分類されます。分化度はG（＝グレード）で表され、G1が高分化型、G2が中分化型、G3が低分化型となります。分化の程度の低いがんほど悪性度が高く、転移しやすかったり予後が悪いという特徴があります。

◉進行期による分類

進行期分類とは、子宮体がんの進行度合いを、子宮内でのがんの広がりから分類したものです。次ページ図5のように、子宮体がんの進行期は大きくⅠ期からⅣ期に分類され、それぞれの中でさらに細かく分けられています。

Ⅰ期は、子宮内膜から発生したがん細胞が子宮内膜に留まっているか、あるいは子宮筋層まで広がっている状態で、この状態をがんの筋層浸潤といいます。Ⅱ期では、さらにがんが頸部間質まで広がり、Ⅲ期ではがんが子宮外に出て卵巣や腟、リンパ節まで広がっている状態で、その広がり度合いをAからCに分類していきます。Ⅳ期ではがんが小骨盤腔を超えていたり、膀胱や大腸などの隣接する臓器への浸潤や遠隔臓器への転移がある状態です。

これらの分類を併せて検討し、手術において摘出する範囲や方法を決定します。またこれらの分類は、術後の再発リスクの評価を可能とし、そのリスク分類別に、術後の化学療法の有無、その際の投薬の種類を決定できるようになりました。

図 5 ［子宮体がんの広がりと手術進行期分類］

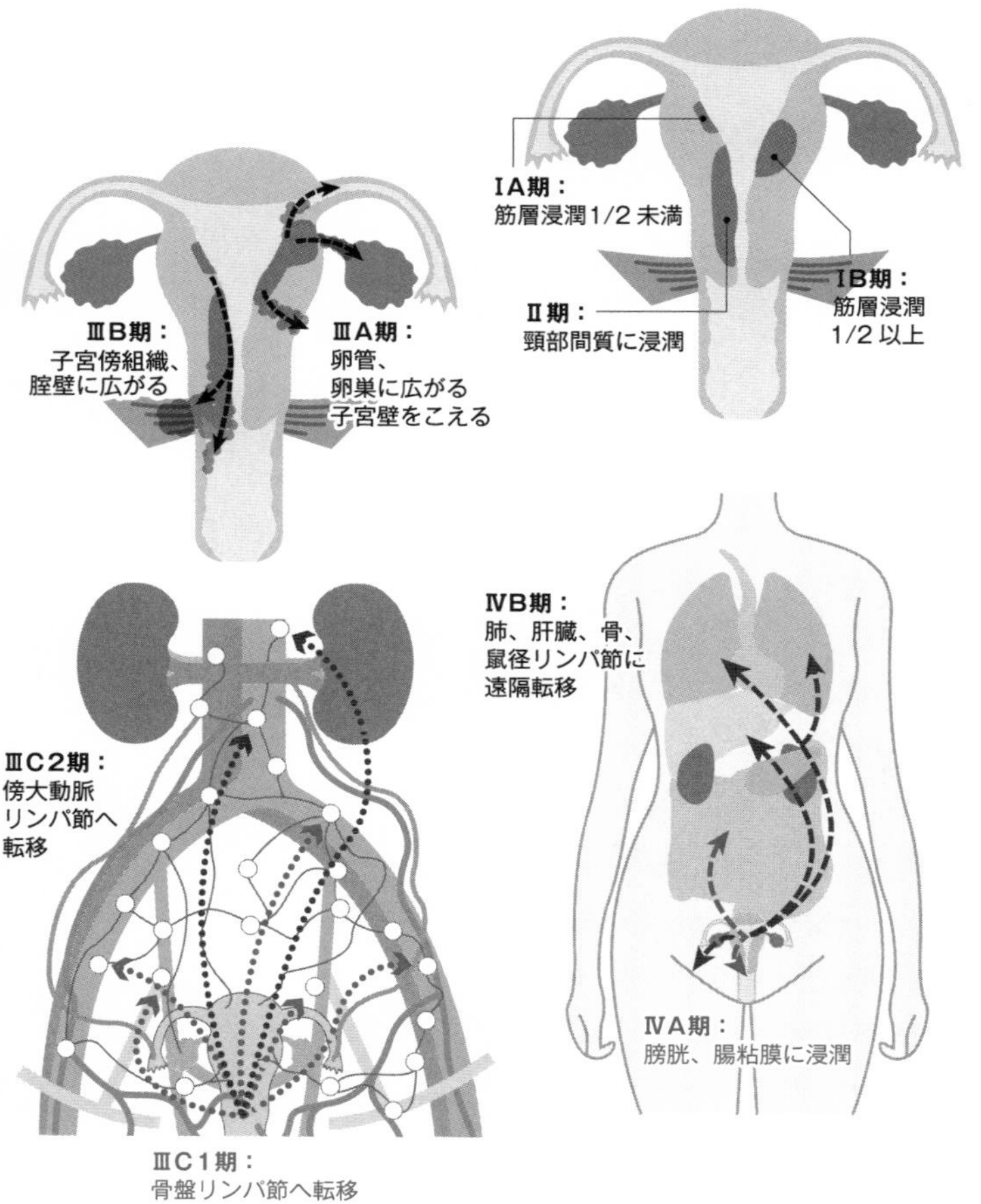

日産婦 2011,FIGO2008 の子宮体がんの手術進行期分類より作図

【子宮体がんのサブタイプ】

また近年、子宮体がんの遺伝子解析が報告され、タイプⅠとⅡ（23ページ表1）で遺伝子レベルでの異常の違いも明確になりました。

前述のように、子宮体がんは組織学的特徴、ホルモン受容体の発現、およびグレードに基づいて、2つのサブタイプに分類されてきました。

タイプⅠは、頻度の高い類内膜腺がんのグレード1〜2で予後良好なホルモン受容体陽性の子宮体がんです。

タイプⅡは、漿液性腺がんや明細胞腺がん等のホルモン受容体陰性の非類内膜腺がん、類内膜腺がんグレード3で、高頻度のTP53遺伝子変異、高い転移リスク、予後不良などの特徴を持っています。しかし、この分類は再発等を正確に予測できないなどの限界がありました。

【子宮体がんのゲノム分類（TCGA分類）】

TCGA(The Cancer Genome Atlas)プロジェクトのひとつである子宮体がんの類内膜がん、漿液性がんに焦点を絞ったゲノム解析により、28ページ図6の新たな4つの予後が明らかに異なる分子サブグループが同定されました。

図６［子宮体がんのゲノム分類（TCGA分類）］

A. 子宮体がんは、塩基置換の頻度とパターン、マイクロサテライト不安定性（MSI）の状態、コピー数変化の高低により、下記の４グループに分類される。

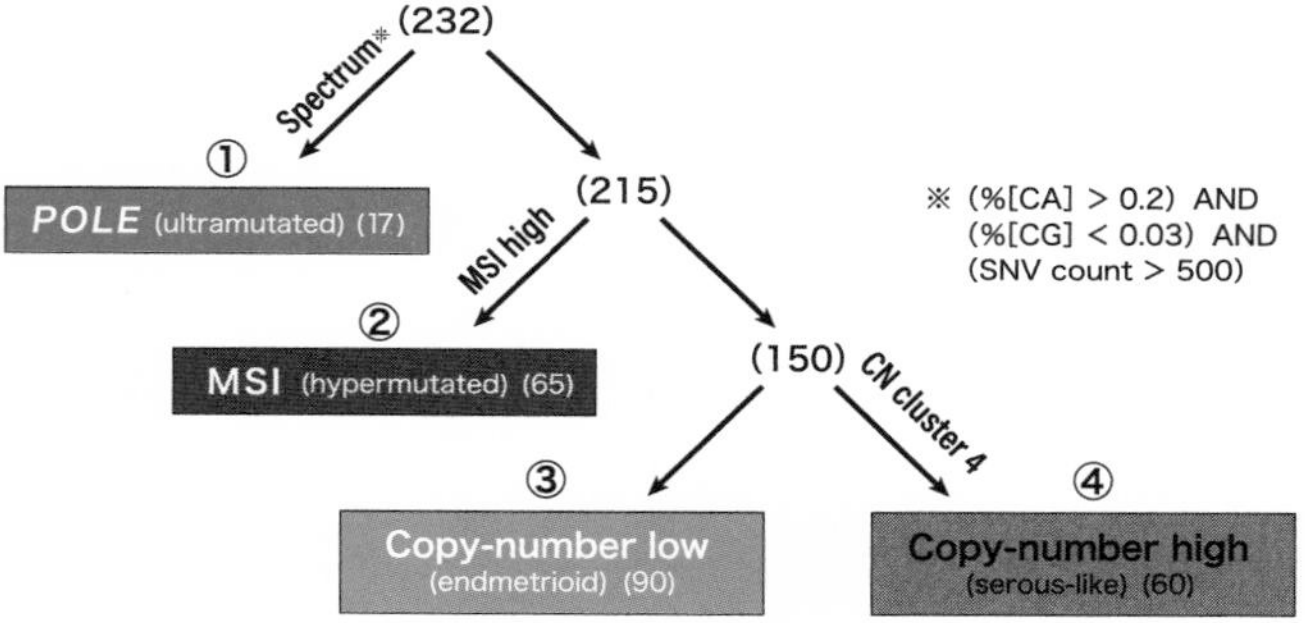

B. *POLE* 遺伝子変異型は、塩基置換等の変異が極めて多く、コピー数変化が少ない、予後良好群。一方、Copy-number high 型は、高頻度の体細胞コピー数変化を伴うゲノム不安定性を示す予後不良群。

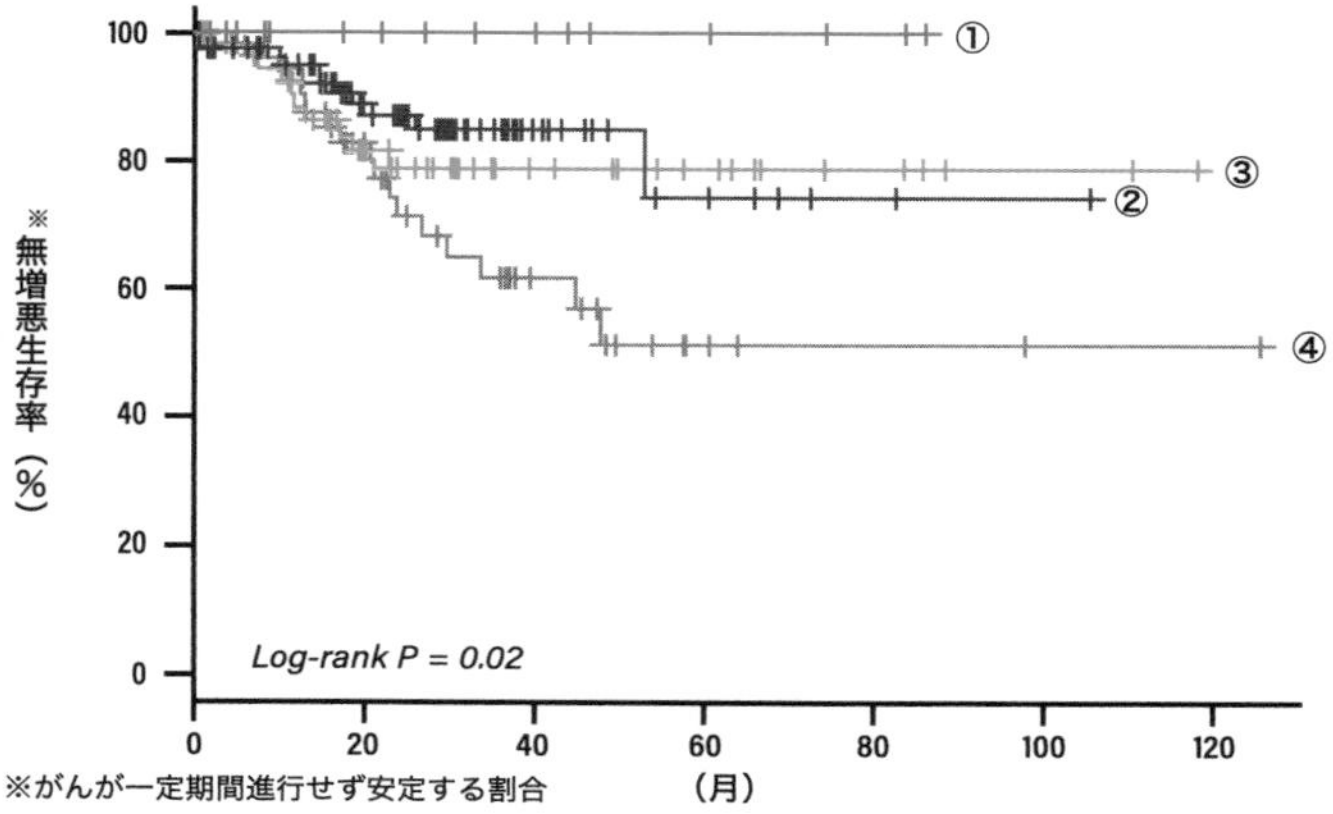

※がんが一定期間進行せず安定する割合

Nature.2013;doi:10.1038/nature12113

①*POLE*遺伝子変異を特徴とする超変異型：
塩基置換等の変異が極めて多く、コピー数変化が少ない。予後良好群。
②マイクロサテライト不安定性（ＭＳＩ－Ｈ）・高変異型：
予後比較的良好。類内膜腺がんの30～40％を占め、ＤＮＡミスマッチ修復タンパク質（MLH1, MSH2, MSH6, およびPMS2）を喪失している。遺伝性腫瘍であるリンチ症候群では、ＤＮＡミスマッチ修復遺伝子のいずれかの変異によって引き起こされ、散発的なケースでは、ＭＬＨ1プロモータのメチル化に続発する。ＭＳＩ検査でＭＳＩ－Ｈの進行・再発子宮体がんは、抗ＰＤ－1抗体（ペムブロリズマブ、キイトルーダ®）治療の適応となる。
③コピー数変化―低・マイクロサテライト安定型（ＭＳＳ）：
塩基置換等の変異数、体細胞コピー数変化ともに少ない類内膜腺がん。予後は比較的良好。
④コピー数変化―高・漿液性様：
漿液性腺がんとグレード3類内膜腺がんの25％が含まれ、高頻度の体細胞コピー数変化を伴うゲノム不安定性を示す。予後不良群。

【標準的な治療法】

一般的に、がんの治療方法には、手術、抗がん剤、放射線などによる治療がありますが、子宮体がんでは診断された進行期にかかわらず、子宮全摘出術が標準的に行われます。

摘出する範囲は子宮とともに、転移率の高い卵巣と卵管も摘出することが原則となっています。また、進行期によって、子宮と接し、子宮を支える基靭帯や組織の摘出や、転移の有無を調べ、最終的な進行期を決定するためにリンパ節を郭清（摘出）することもあります。

図７［摘出術の３つの術式］

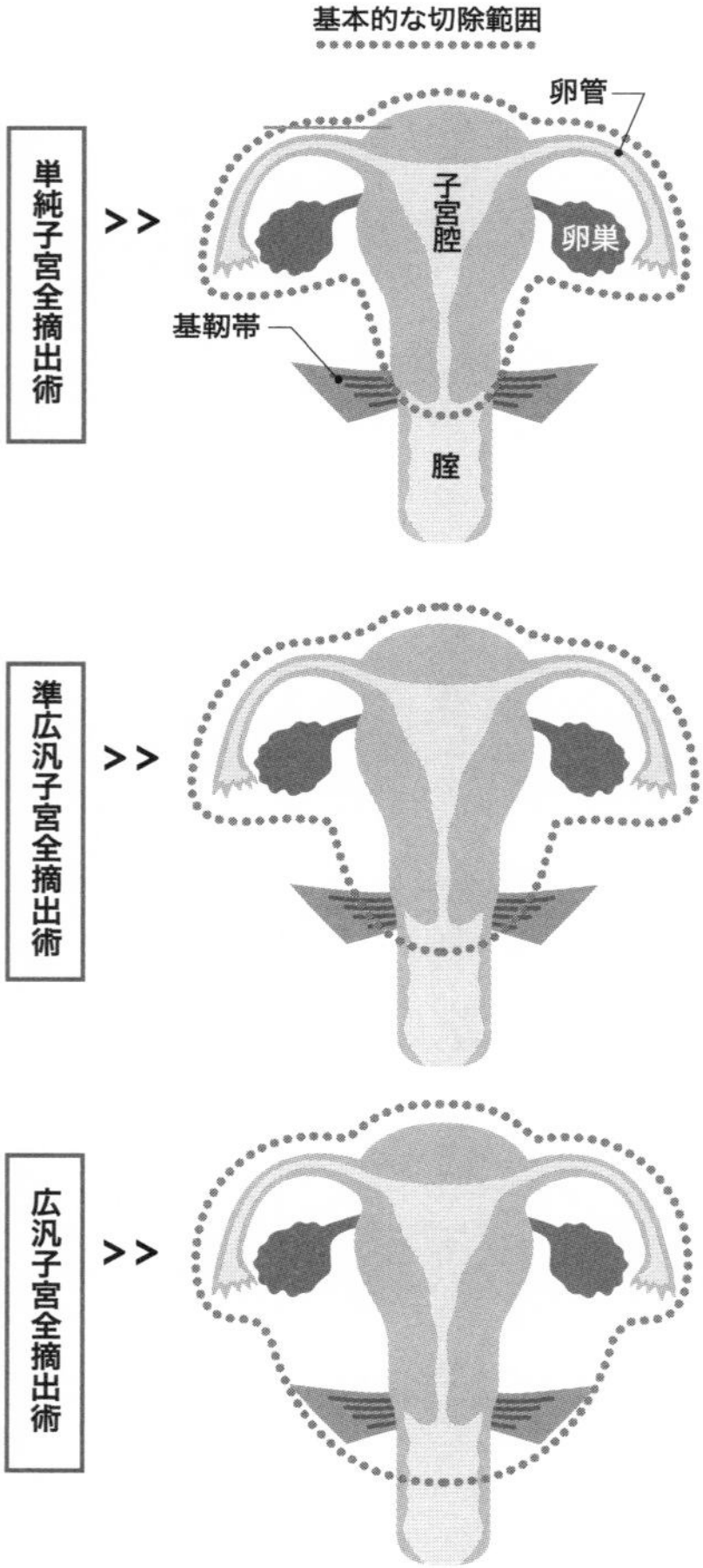

図7のように、子宮摘出術には摘出範囲によって3つの術式があります。

◉単純子宮全摘出術

Ⅰ期のがんで行われる、最も摘出範囲の狭い術式で、子宮と両側付属器（卵巣・卵管）を摘出します。

◉準広汎子宮全摘出術

単純子宮全摘出術よりも摘出範囲がやや広く、子宮と両側付属器（卵巣・卵管）に加え、子宮を支える腟壁や基靭帯の一部も切除します。骨盤内と腹部大動脈周囲のリンパ節を郭清することもあります。

◉広汎子宮全摘出術（子宮頸部間質浸潤がみられる場合）

最も摘出範囲が広く、卵管、卵巣、腟および基靭帯などの子宮周囲の組織を含めた広い範囲で子宮を摘出します。また骨盤内のリンパ節の郭清も行います。同時に、腹部大動脈周囲のリンパ節郭清を行う場合もあります。

［オプションとしての治療法］

昨今は妊娠・出産を望む40歳未満に発症する若年子宮体がんが増加しています。これらの方たちに妊娠・出産の可能性（妊孕性）を残すための子宮温存治療として、黄体ホルモン療法（以下、ＭＰＡ）があります（35ページ図８）。

また妊孕性を望めるものではありませんが、早期体がん（ⅠＡ期）では体への負担が少なく、術後の回復が早い手術療法として、腹腔鏡下子宮全摘出術があります。当院では腹腔鏡下子宮全摘出術の症例数が多く、積極的に取り組んでいます。

◉黄体ホルモン療法（ＭＰＡ）

妊娠・出産を強く望む若年性子宮体がんでは、この方法で治療を行うことが可能な場合があります。ＭＰＡの対象となるのは子宮内膜異型増殖症（前がん状態）および高分化型類内膜腺がんで進行期分類がⅠＡ期と診断された場合で、子宮内膜の組織全体を採取して行う子宮内膜全面掻爬と画像診断で適応かどうかを判断します。治療は、黄体ホルモンのメドロキシプロゲステロン酢酸エステル錠剤を内服します。効果があれば経過観察、効果がみられない場合は子宮全摘出術を行うことになります。この治療法後の効果判定で子宮体がんでは22例中12例(55%)、子宮内膜異型増殖症では17例中14例(82%)で病変が消失したという報告があります。

◉腹腔鏡下子宮全摘術

腹部に最小限の切開(穴)を行い、その切開口から内視鏡(腹腔鏡)や処置具を腹腔内に挿入する手術は、子宮体がんなどのがん治療にとどまらず、さまざまな疾患において行われています。子宮体がんにおける腹腔鏡下子宮全摘出術は、進行期ⅠA期の早期体がんに対して適応されます。下腹部に5~12ミリの穴を4~5カ所開け、挿入したカメラ(内視鏡)で映したお腹の中の映像をモニターで見ながら操作をします。腹腔鏡下での手術の最大のメリットは体への負担の軽減です。切開創を小さくすることで術後の痛みが軽減され、早期に体力を回復でき、開腹手術と比較して入院期間を短縮できます。腹腔鏡下子宮全摘出術で子宮を温存することはできませんが、特に発症年代ピークの50~60代の方では子宮温存を希望されず、かつⅠA期の患者様に対しては体への負担を軽減できる患者様にやさしい手術療法として、当院では積極的に取り組んでいます。

当院では、２０１５年３月から子宮体がんに対する腹腔鏡下子宮悪性腫瘍手術を55例施行していますが、再発例はみられません。

当院における早期子宮体がんに対する
腹腔鏡下子宮悪性腫瘍手術の
周術期経過の検討

福島蒼太 , 坂本 優、堀川 真吾、原野 尚美、
鳴井 千景、馬屋原 健司、岡本 愛光

東京産科婦人科学会会誌 (2186-0599)70
巻 2 号 Page159-163(2021.04)

公益財団法人佐々木研究所附属杏雲堂病院（以下当院）では術前診断 IA 期で再発低リスクの子宮体がんや子宮内膜異型増殖症（AEH）に対して腹腔鏡下手術を積極的に行っている。我々は、術前診断で腹腔鏡下手術の適応となった子宮体がん患者を調査し、当院における腹腔鏡下手術の根治性と周術期経過について開腹手術と比較検討した。結果は、腹腔鏡下手術では開腹手術に比べて摘出リンパ節の個数と出血量が少なく、手術時間が長く、術後在院日数は短かった。腹腔鏡下手術では開腹手術と術後の up stage 率は同等であり、再発や死亡症例を認めなかった。また、腹腔鏡下手術特有の周術期合併症として BMI の高い長時間手術の症例で下肢コンパートメント症候群を 1 例認めた。これらのことを踏まえると、術前評価を正確に行い術式特有の合併症対策をとることで、腹腔鏡下手術は早期子宮体がんや AEH の積極的な治療法となりうると考えられる。

図8［当院における子宮体がんで妊娠・出産を望む方への治療の流れ］

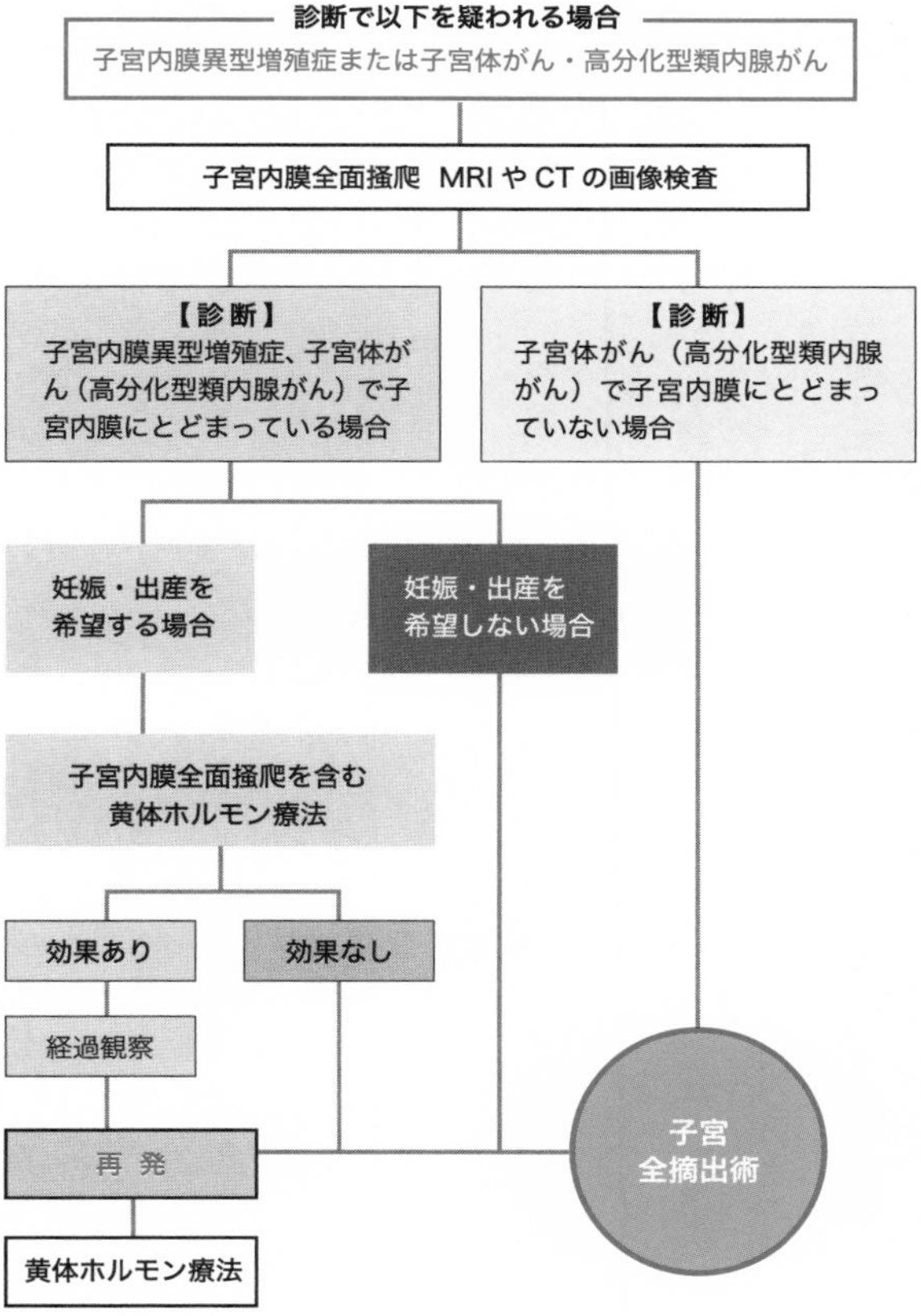

［リンチ症候群］

ここまでは、加齢に伴い子宮内膜異型増殖症（前がん状態）から段階的に発がんするケースを中心にみてきましたが、この前がん状態を経ずに若年で子宮体がんを発症することもあります。これはＤＮＡミスマッチ修復（mismatch repair：MMR）に関連する遺伝子の異常が生殖細胞に起こったことが原因であると考えられます。ＤＮＡとは、生物の遺伝情報をつかさどる物質であり、このＤＮＡを、卵子と精子を介して両親から受け継ぐことで、子どもは、お父さんやお母さんと似た容貌や体質を持つようになります。

「がん家系」という言葉のとおり、がんの中には遺伝性を示すものがあり（遺伝性腫瘍）、その場合、ご家族や親戚など血縁者に、若年で特定のがんを発症される方が多くみられることがあります。このような遺伝性腫瘍を引き起こす遺伝性疾患のひとつに「リンチ症候群」があります。リンチ症候群では、大腸がんや子宮体がんを高頻度で発症することが知られています。

リンチ症候群の診断（図9）は、家族歴やがん発症年齢、関連する大腸がんなどの発症の有無などからまず一次的なスクリーニングを行い、そこでリンチ症候群が疑われる場合には、さらに腫瘍組織を採取してＭＳＩ検査あるいはＭＭＲタンパク質の免疫学的検査により二次的なスクリーニングを行います。そして二次的なスクリーニングで異常が認められた場合には、血

図9［リンチ症候群の診断手順］

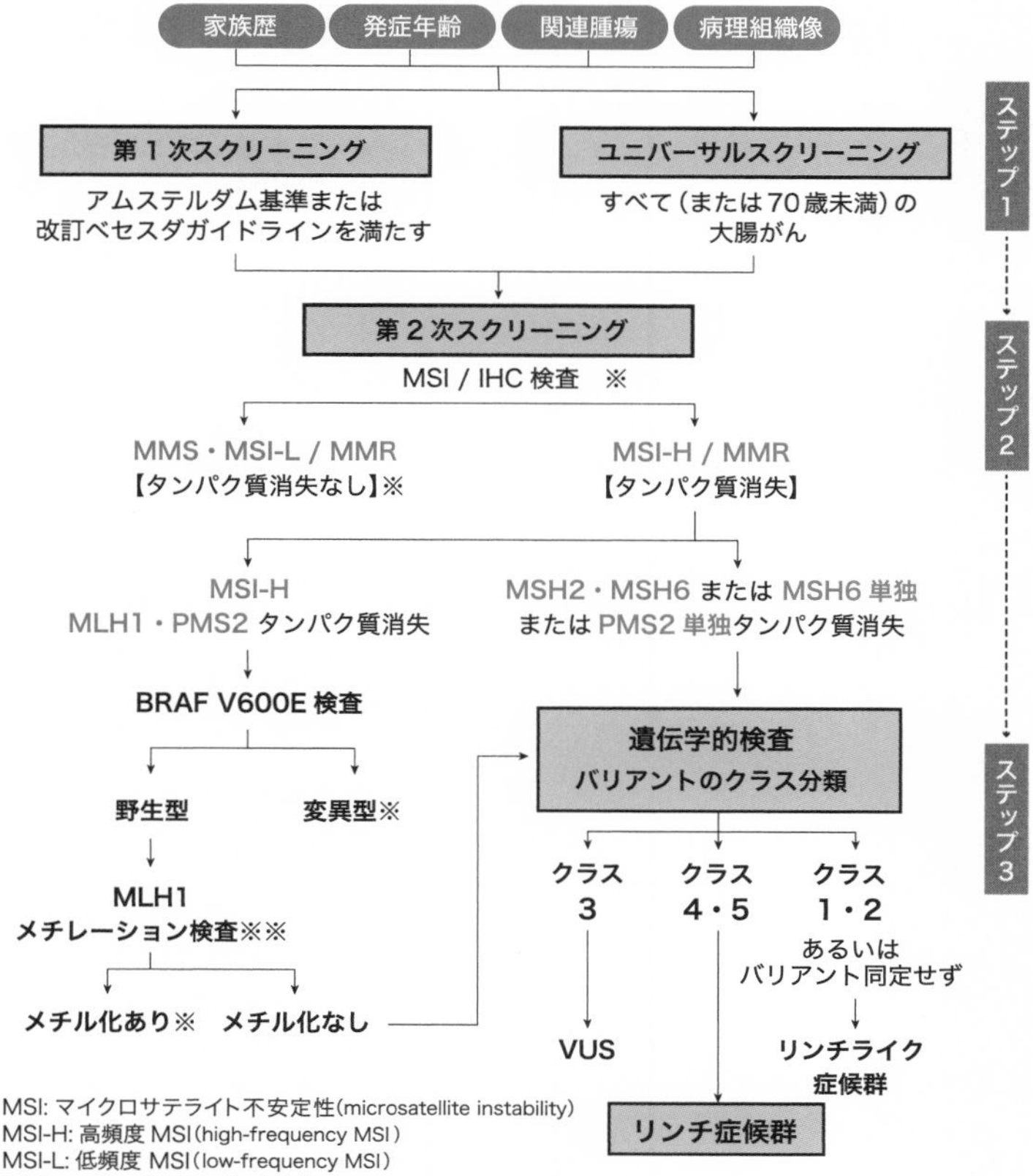

MSI: マイクロサテライト不安定性(microsatellite instability)
MSI-H: 高頻度 MSI（high-frequency MSI）
MSI-L: 低頻度 MSI（low-frequency MSI）
MSS: マイクロサテライト安定性（microsatellite stabe）
MMR: ミスマッチ修復(mismatch repair)
VUS: 病的か不明なバリアント(variant of uncertain significance)
※遺伝学的検査に進まない
※※ BRAF V600E検査を行わずにMLH1メチレーション検査のみを行っても良い

遺伝性大腸癌ガイドライン 2016年版・2020年版より作図

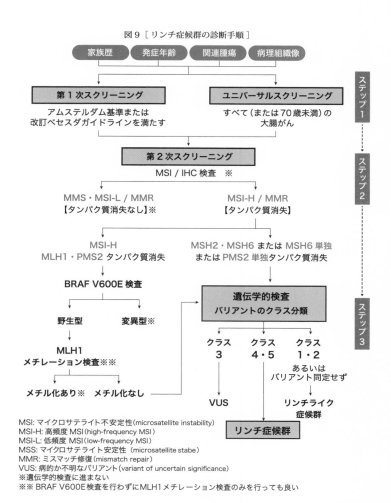

液を採取して、リンチ症候群の原因となるＤＮＡミスマッチ修復に関連する遺伝子（MLH1, MSH2, MSH6, または PMS2）の病的バリアントの有無を調べ、最終的な診断を行います。

家族性の子宮体がんは年齢に関係なく若年でも発症します。不正出血があることもあれば、無症状のまま診断されることもあります。

まずは家族や親戚に大腸がんや子宮がんを発症した人がいるかどうか把握しておきましょう。いる場合にはリンチ症候群の可能性も考え、定期的にがん検診を受けるとともに、遺伝子診療科で遺伝カウンセリングを受けることをおすすめします。

子宮頸がん

【発生部位】

子宮頸がんは、16ページの図3で示している子宮頸部に発生します。

図10のように、子宮頸部は腟と子宮体部を繋ぐ部分にあたり、ここにＳＣジャンクションと呼ばれる組織学的な境界があります。それを境に腟につながる側が扁平上皮、子宮体部につながる側が円柱上皮で構成されています。

図 10［子宮頸がん発生部位］

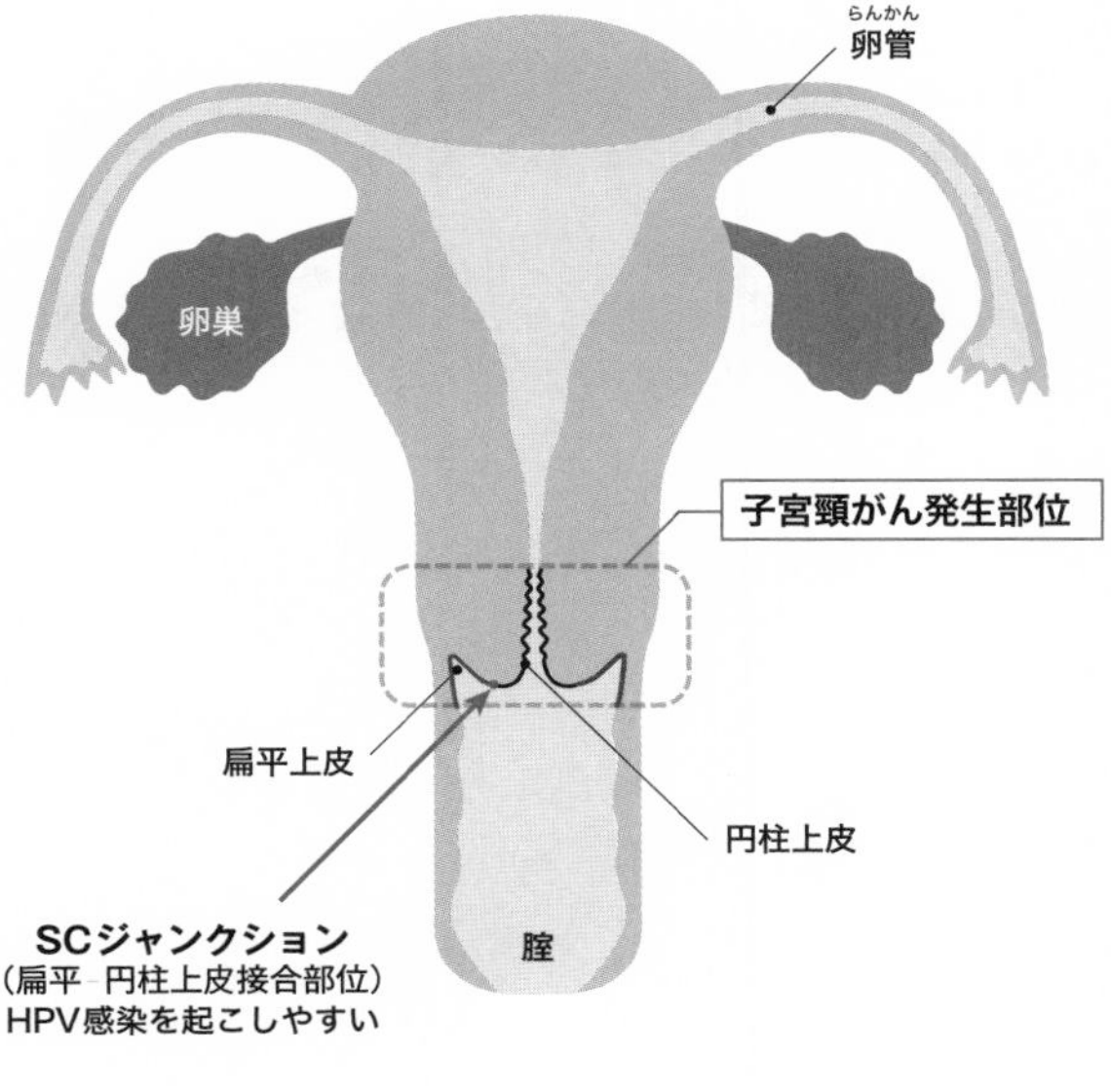

子宮頸部の扁平上皮細胞あるいは円柱上皮細胞が扁平上皮化した化生細胞に発生するのが扁平上皮がんで、円柱上皮細胞に発生するのが腺がんです（60ページ図20）。いずれも性質が異なり、進行の仕方や治療法もそれによって異なります。

【発症年代】

子宮頸がんの発症は20～30代から増え始め、40代が発症数のピークとなります。近年はさらに若年化が進み、30歳前後の発症が増加しています。

【発生原因と経緯】

子宮頸がんは、ウイルスの感染が原因で発生します。ウイルス感染が原因で発生するがんなど聞いたことがないという人もいるかもしれませんが、肝臓がんや中咽頭がんなどもウイルス感染が原因で発生するもので、それぞれ発生原因となるウイルスは異なります。

子宮頸がんの原因となるウイルスは、ヒトパピローマウイルス（ＨＰＶ）といい、性交渉で感染し、その後発生するケースが多くみられます。

子宮頸部の円柱上皮と扁平上皮の境目であるＳＣジャンクション付近が最もＨＰＶ感染を起こしやすい場所です。そして感染した一部が異形成や上皮内がんという前がん病変になり、それがやがて浸潤がんとなる危険性があるというのが、子宮頸がんの成り立ちです。

【ヒトパピローマウイルス（ＨＰＶ）】

もともとＨＰＶは珍しいウイルスではなく、ごくありふれたウイルスとして、生涯にＨＰＶに感染する人の割合は80％以上といわれています。ＨＰＶにもさまざまな種類があり、その数は２００種類以上。子宮頸がんの原因にもなる高リスク型と、皮膚や粘膜にできるイボ（コンジローマ）の原因となる低リスク型（6型、11型）に分けられます（図11）。

そして高リスク型の中でも、子宮頸がんの原因の60～

図 11［子宮頸がんの原因となるHPV型］

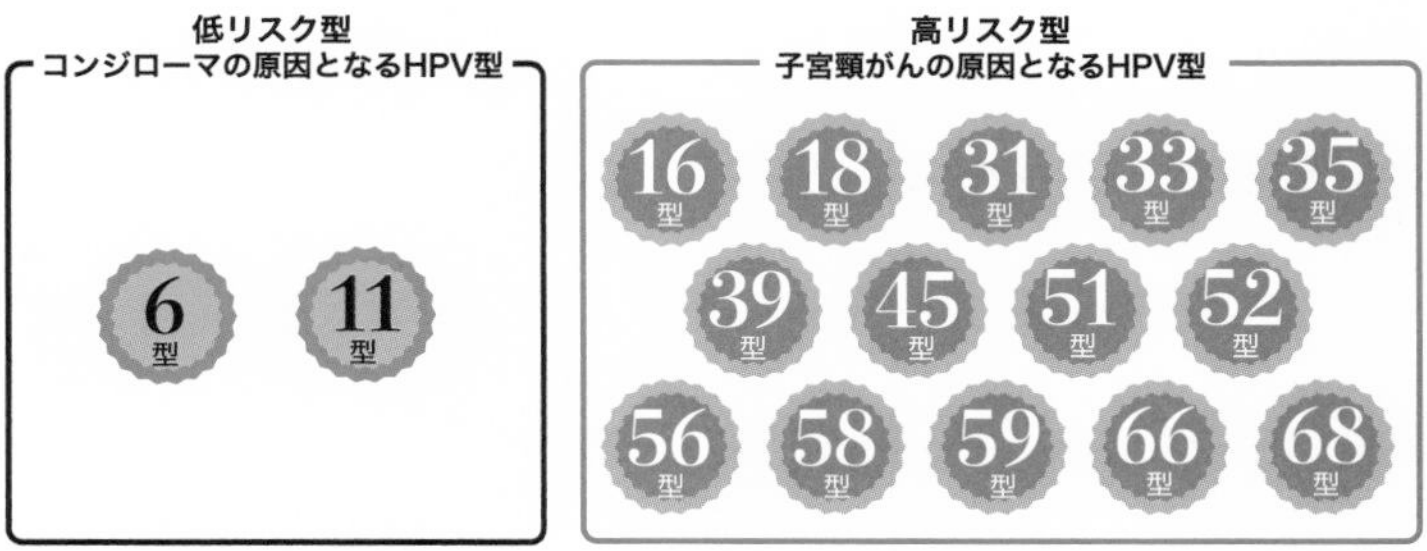

70％を占めるのが16型と18型で、しかも20～30代に発症する子宮頸がんの80～90％がこの2種類の型です。そのほかに、高リスク型としては31型、33型、35型、39型、45型、51型、52型、56型、58型、59型、66型、68型です。

HPVは80％の人が感染するといわれていますが、ほとんどは感染しても免疫により自然に排除されます。しかし、ウイルスが長時間子宮頸部内に存在したり、持続的に感染した状態が続くと、細胞が異形成という前がん病変となり少しずつがんへと進行していきます。

【自覚症状と早期発見】

子宮頸がんで注意したいのは、自覚症状からは早期発見ができにくい点です。それは初期症状ではほとんど自覚症状がないからで、気づいた時は進行していたというケースが少なくありません。

◉無症状のことが多い

◉生理以外の不正性器出血がある

・接触出血（性交後出血）がある

・閉経したのに出血がある

・茶色で悪臭を伴うおりものが出る
・下腹部痛がある

自覚症状としては子宮体がんと似たような症状ですが、子宮頸がんではこれらの症状が比較的進行してから現れることを認識し、定期的に検診を受けることが大切になってきます。

［治療法］

子宮頸がんの精密検査や進行期については、次の章で詳しく解説します。ここでは、子宮頸がんの種類別に大まかな治療法をみていきます。

子宮頸部の前がん病変（高度異形成〜上皮内がん）では、子宮頸部を残して入り口のみを切除する標準治療の「子宮頸部円錐切除術（以下、円錐切除術）」や頸部の「レーザー蒸散」、オプション治療として「光線力学療法（以下、ＰＤＴ）」があります。子宮頸部を全摘出するものではありませんので、妊娠・出産も可能になりますが、それぞれの治療法によって細かな点でその可能性は異なります。また、円錐切除術では早産などの可能性があることのデメリットや頸管狭窄などの合併症が残る場合もあります。

また、子宮頸部の浸潤がん（扁平上皮がん）の場合は、子宮体がん同様、進行期に基づいて単純子宮全摘出術、準広汎子宮全摘出術、広汎子宮全摘出術が行われますが、妊娠・出産のために子宮を温存したいという強い希望をお持ちの場合には、子宮体部を残し、子宮頸部を中心に基靭帯や骨盤リンパ節も摘出する広汎子宮頸部摘出術（以下、トラケレクトミー）を行います。トラケレクトミーについては第三章で解説します。

同様に、円柱上皮細胞に発生する腺がんの場合、初期の上皮内腺がんは円錐切除術、それ以降進行した頸部腺がんの場合は、単純子宮全摘出術、準広汎子宮全摘出術、広汎子宮全摘出術、子宮温存を強く希望の場合はトラケレクトミーが行われますが、レーザー蒸散やＰＤＴによる治療は通常は行われません。腺がんは扁平上皮がんと比較し、術後再発リスクが高い傾向があり、再発した場合の治療法としては、扁平上皮がんと同様に放射線療法、化学療法や分子標的治療を行います。

次の章で子宮頸がんの進行期やタイプ、それぞれの治療法について詳しく解説します。

◆子宮温存方法の必要性

ここまでに紹介した術式の中で、「子宮温存」という言葉が登場したことにお気づきでしょうか。本書においては、このテーマがとても重要なポイントのひとつです。

図 12
［AYA 世代（15〜39歳）における子宮頸がん罹患率］

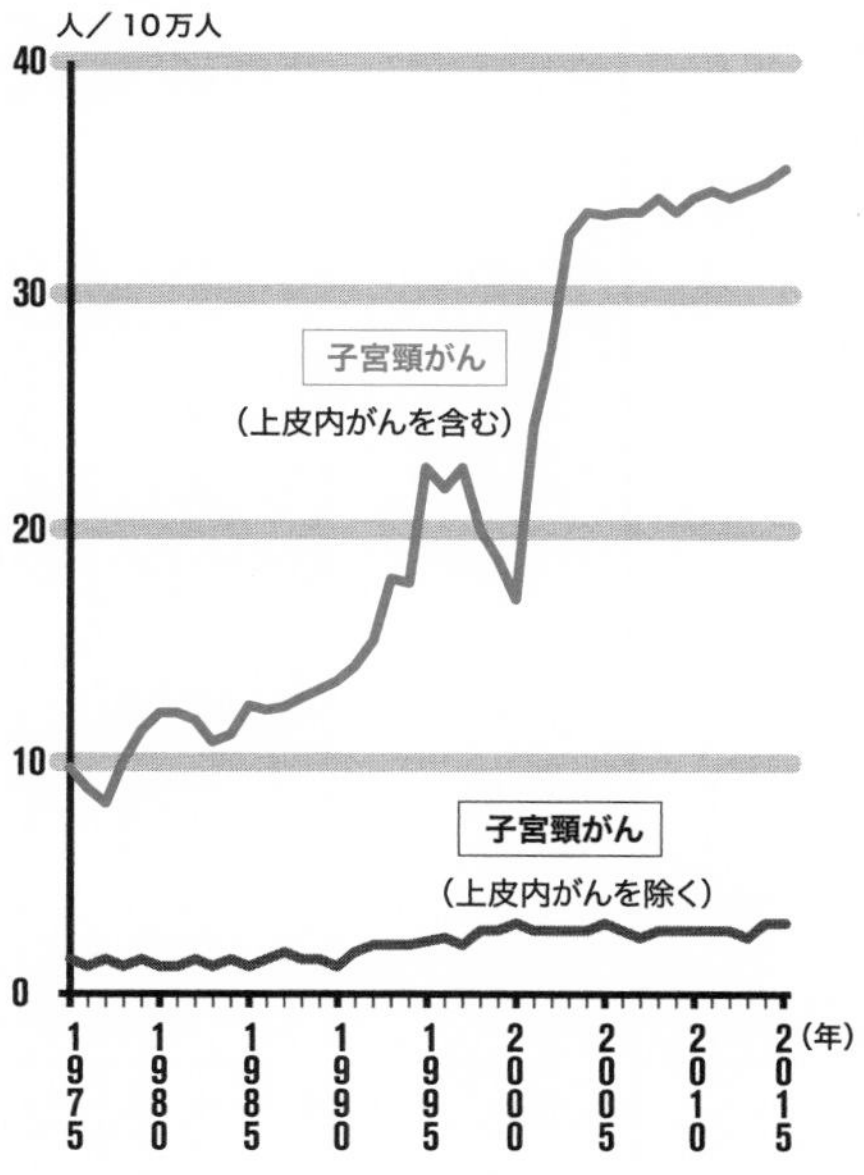

国立がん研究センター がん対策情報センター、
人口動態統計（厚生労働省大臣官房統計情報部編）より作図

図 13
［年齢階級別子宮頸がん罹患率］

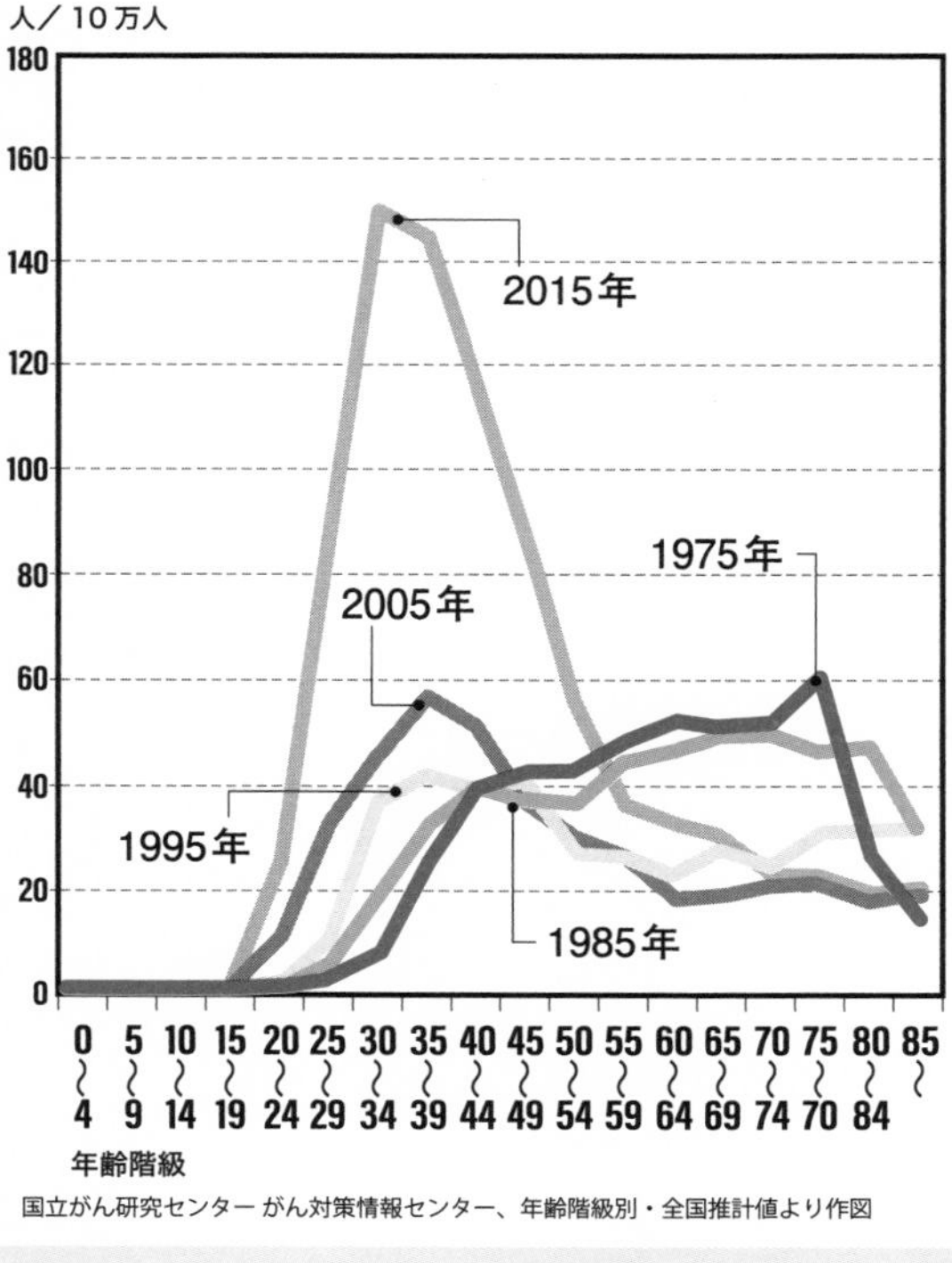

国立がん研究センター がん対策情報センター、年齢階級別・全国推計値より作図

20代から増加し、30代をピークとする子宮頸がんの発症年齢は、女性の妊娠・出産年齢と合致します。

45ページ図12のように、AYA世代（Adolescent and Young Adult＝思春期・若年成人、15〜39歳）については2000年以降、子宮頸がん罹患率が大きく増加しました（図13）。

それゆえ、検診による子宮頸がんの早期発見、子宮温存法による早期治療は、あなたの命を守るだけでなく、あらたな命をつなぐという大きな意味も持っています。

このポイントについては、第一章から詳細に解説していきます。

◆子宮頸がんは予防できる

本書のもうひとつの重要なポイントは、子宮頸がんはウイルス感染により発症するものであるゆえに、ワクチン接種で予防ができるという点です。

ＨＰＶワクチン予防接種は、法律に基づき各自治体が主体となって、小学３年生から高校１年生（9～15歳）を対象に公費負担（一部自己負担の場合もある）で定期接種を実施しています。

定期接種に該当する年齢で公費負担の定期接種を受けられなかった人も、自己負担にて病院で予防接種を受けることができます。ただし、救済措置として公費負担で受けられる場合もあります。

ＨＰＶワクチンは、遺伝子組換え技術によって作られたＬ１サブユニットワクチンです。これは抗原性を残したまま、感染性と病原性を除いた不活化ワクチンの一種です。ウイルスＤＮＡが存在しないので、体内で病原体が活動することも、感染させることもありません。免疫を得るためには間を開けて３回の接種が必要で、初回、２カ月後に２回目、初回の６カ月後に３回目というように、１年以内に３回接種することで新型コロナワクチンやインフルエンザワクチンとは異なり、10年以上の長期に渡るＨＰＶ感染ならびに子宮頸がんの予防効果が確認されています。

子宮頸がんの60～70％は16型と18型が、また子宮頸がんの95％は高リスク型のＨＰＶが原因です。日本におけるＨＰＶワクチンは、２００９年10月に子宮頸がんを引き起こす可能性が最も大きい16型と18型に対する2価ワクチンが、２０１１年からは尖圭コンジローマの原因となる6型と11型を加えた4価ワクチンが承認されました。そして、定期接種化により、子宮頸がんの罹患数を約６０００人、死亡者数を約２３００人減少させられると期待がもたれる中、２０１３年４月から、予防接種法に基づき11～14歳を推奨年齢として接種が始まりました。

ところが開始直後から頻度は極めて低いが重い副反応がメディアにより度々報告されたため、積極的なＨＰＶワクチン接種にブレーキがかかり、実質積極的な接種は中断された状態でいました。２０２２年4月、厚生労働省はエビデ

図 14［各国の HPV ワクチン接種プログラム対象女子の接種率］

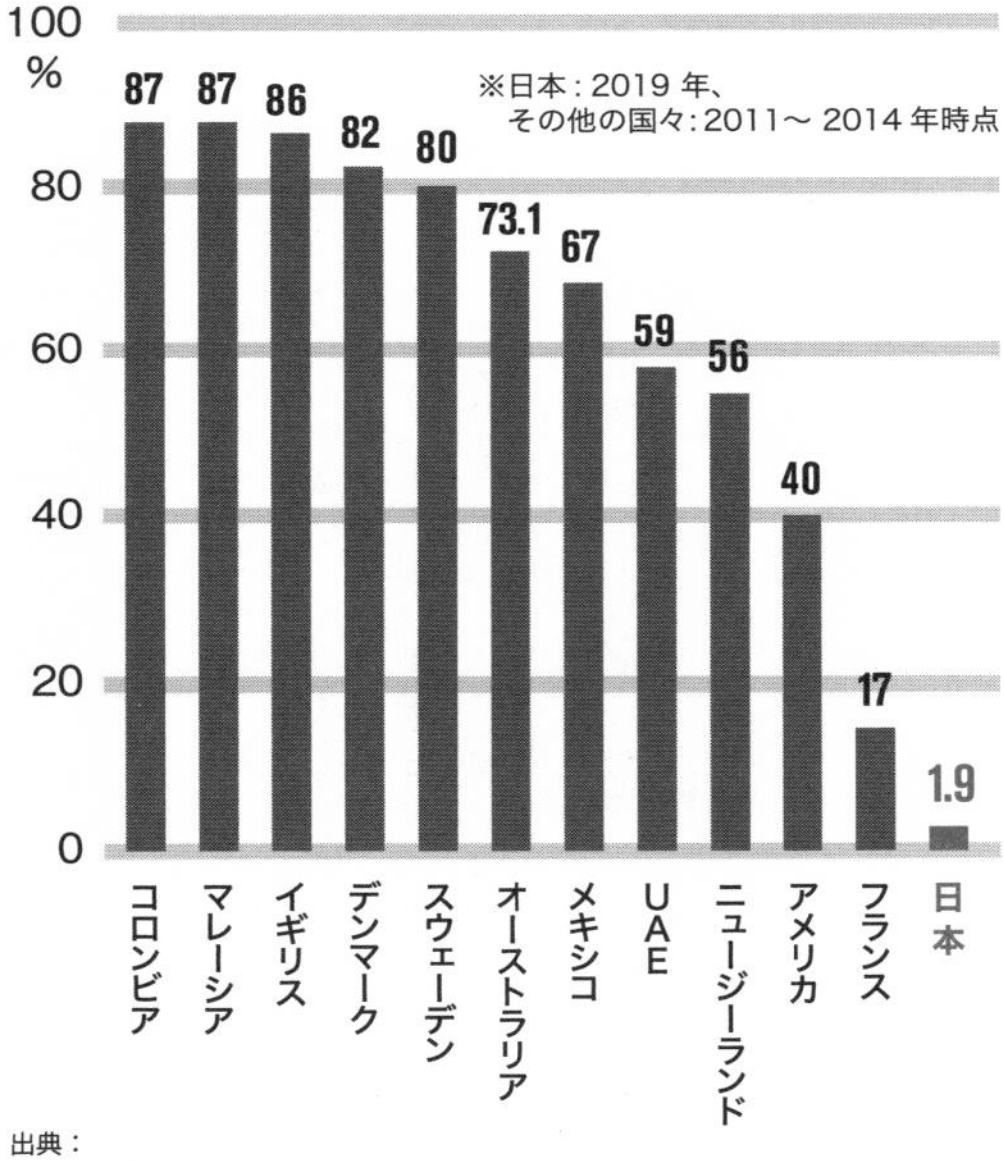

出典：

(1) 厚生労働省 定期の予防接種実施者数より作図
https://www.mhlw.go.jp/topics/bcg/other/5.html
(Accessed Sep.30,2021)

(2) Garland SM et al. Clin Infect Dis. 2016;63:519-527 より作図

図 15［世界各国の子宮頸がん検診受診率］

OECD 加盟国における 20~69歳の女性

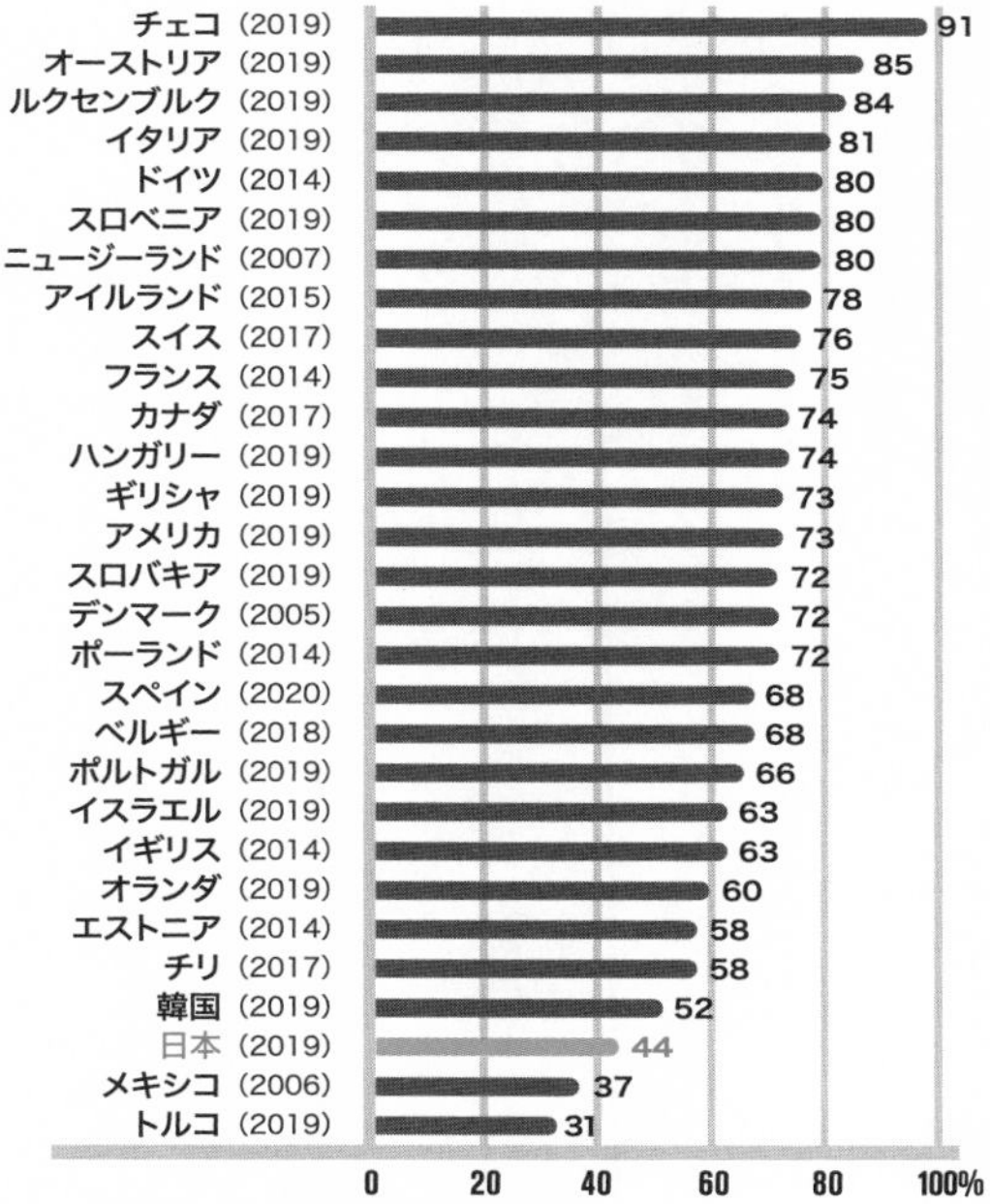

OECD.Stat Health Care Utilisation：Screening
（Last updated on July 2,2021.）より作図
https://stats.oecd.org/index.aspx?queryid=30159
（Accessed Sep.30,2021）

ンスの蓄積と副反応調査の結果に基づき、積極的な接種の再開の方針となり、HPVワクチンの接種が少しずつ増えています。

45ページの図12で示しましたが、近年、思春期から若年成人のAYA世代に子宮頸がんが増加しています。

その理由として、HPV感染の機会が増えたこと、ワクチン接種をしていないこと、若年層の女性が子宮頸がん検診を受けていないことが挙げられます。

ワクチン接種に関しては、WHO（世界保健機構）の推奨により子宮頸がんに対する取り組みが熱心に行われており、HPVワクチン接種は世界80の国々で公費助成のもと実施されています。日本でも行われてはいるものの、50ページ図14のように、接種対象女子の接種率を他国と比べると圧倒的に少ないことがわかります。

定期検診も同様で、検診受診率は欧米では70〜90％。それに比べ日本は44％（51ページ図15）とおよそ半数で、とても低い状況です。

例として、国家的なＨＰＶワクチンプログラムの先駆者であるオーストラリアと比較してみましょう（図16）。着目点として、女性のみならず男性にも接種をしており、接種率のピークが14～15歳に集中していることです。

図 16
［日本とオーストラリアの子宮頸がん死亡率の比較］

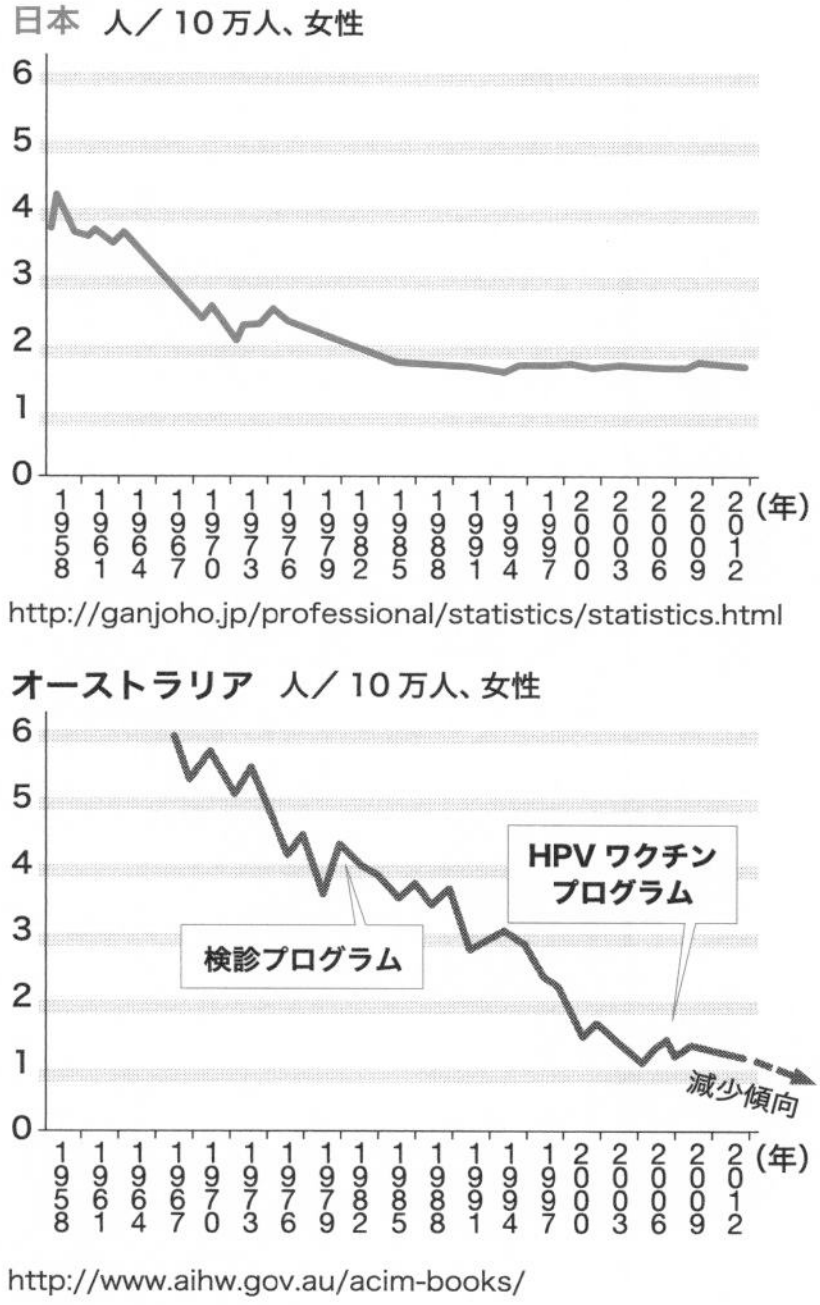

医療技術の進歩により両国とも死亡率は減少傾向にあるものの、日本は長年横ばいを維持していますが、日本よりも死亡率が高かったオーストラリアでは1980年代前半に検診プログラムを開始後、減少に拍車がかかり、HPVワクチン接種プログラムを開始した2006年以降はさらに減少の傾向が続いており、日本よりも死亡率が低くなっています。

また、図17は、イギリス、スウェーデン、オーストラリア、ドイツ、フランス、アメリカ、そして日本における、子宮頸がんによる死亡率（ピンク）、罹患率（黒）、HPVワクチン接種率（グレー）、子宮頸がん検診受診率（白）を示しています。

接種率と検診受診率が高い国々では、日本と異なり、罹患率と死亡率が低い傾向を示しており、HPVワクチン接種率と子宮頸がん検診の受診率が罹患率や死亡率の減少に貢献し、ワクチンと検診の有効性を表しています。

著者自身も今後、子宮頸がんはHPVワクチン接種と子宮頸がん検診のセットでの予防および早期発見が重要であることを家庭や学校、広く社会へも周知

図 17［各国の子宮頸がんの罹患・死亡率とワクチン接種の国別比較］

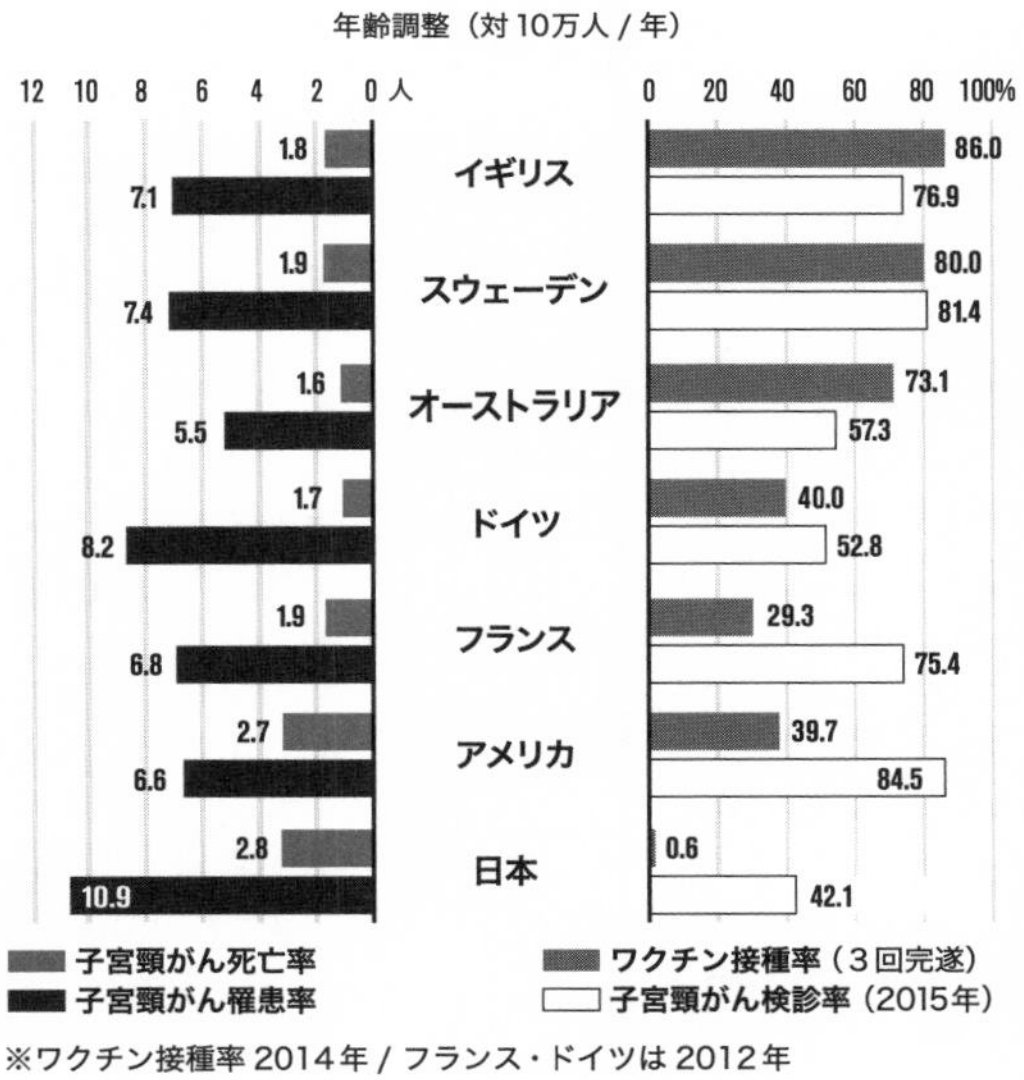

※ワクチン接種率 2014年 / フランス・ドイツは 2012年

ICO information Centre on HPV and Cancer 2017（https://hpvcentre.net）より作図
OECD Health Statistics 2015（https://dx.doi.org/10.1787/health-data-en）より作図

し、子宮頸がんから未来を守る必要があると思っています。他のがんや疾患同様、早期発見は重要です。前述しましたが、特に子宮頸がんの初期では自覚症状がまったくありません。そのため、職場や市町村などの定期検診を積極的に受けること、また定期的に人間ドックを受けることを習慣づけ、ＨＰＶワクチン接種と合わせて予防に努めていきたいところです。

ＨＰＶワクチン接種は、現在も公費負担での定期接種対象ですので、いつでも接種できますし、２０２０年5月にはこれまでの4価ワクチンに5種類の型を加えた9価ワクチンも承認されました。これで子宮頸がんの原因となる型のうちの90％のＨＰＶ感染を予防できます。近年コロナウイルスワクチンの接種により、予防接種や定期接種に対する認識が高まっている中、ＨＰＶワクチンの接種についても接種率が欧米並みに増加することを心より願っています。

第一章

子宮頸がんとその診断

第一章では「子宮頸がん」という病気をさらに詳しくみていきます。

大きな括りとしては子宮頸がんですが、発生部位、発生原因、進行期などによって細かく分類できます。そのため、正確に診断するためにしっかり細部まで検査をします。

初めての検査はとかく恐怖心を煽り、緊張してしまいがちです。婦人科外来や検診センターのスタッフは患者様の緊張感をほぐし安心して検査を受けていただくように努力していますが、自身で検査内容を把握しておくことは心の準備ができ、よりリラックスしてストレスなく検査を受けることにつながります。

また、検査結果を見たり聞いたりする際に、アルファベットや専門用語が並んでいると、わかったつもりでも、振り返るとどういうことだったのかよく覚えていないということもあるでしょう。それでなくても検査結果を聞くというのは、日常生活の中でも重大な出来事です。本書を通して、そういった予備知識を蓄積していただけるよう願っています。

子宮頸がんの発生部位と種類

体内において子宮がどこにあるのか、およその位置はほとんどの方が把握していると思いますが、ここで再度確認しましょう。

図18は、身体を横から見た図で、子宮がどういう位置にあるかを示しています。そして、図19は子宮を正面から見た図です。

子宮は膣から子宮の入り口の子宮頸部を経て子宮体部へ、そして子宮体部から卵管口を経て卵管へと繋がり、卵管のそばに卵巣があります。

序章でも説明した通り、子宮体部に発生すると子宮体がん、子宮頸部に発生すると子宮頸がんです。

図18［子宮側面図］

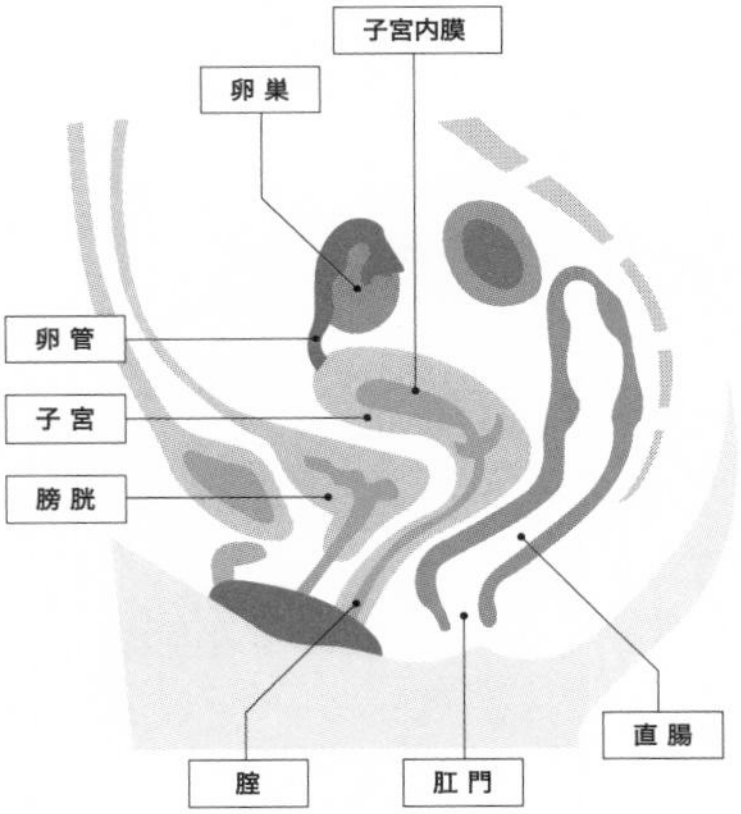

図19［子宮正面図］

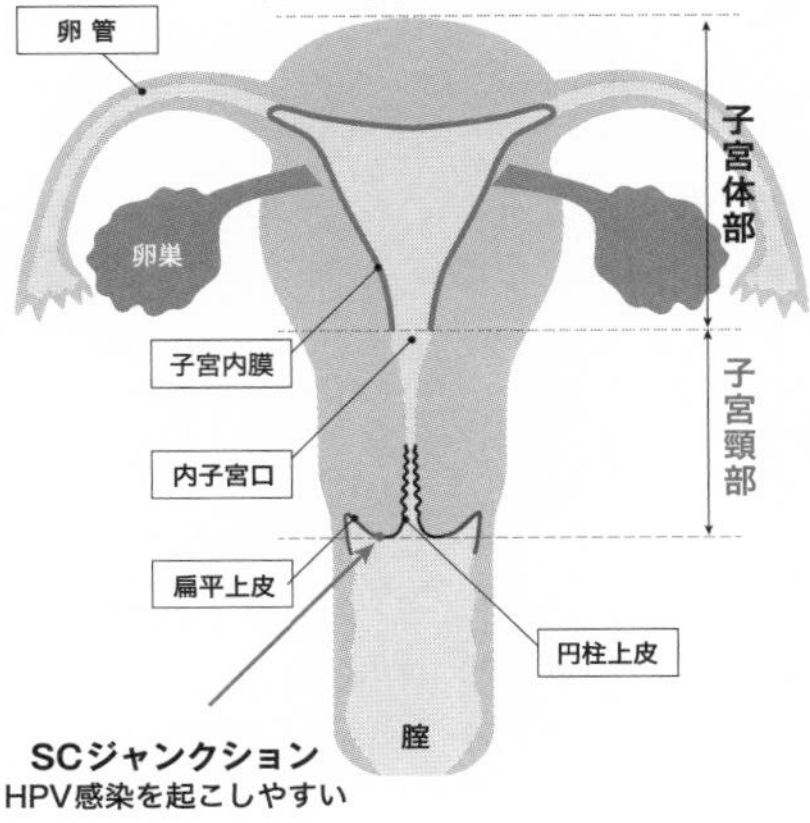

子宮頸部は59ページ図19のとおり、子宮の入り口に位置し、比較的短い部位になります。子宮頸部の長さはおよそ3〜4センチ前後、子宮頸部の直径は3〜4センチ前後、管状の子宮頸管の直径は出産経験のない方で3〜5ミリ、出産を経験した方で3〜10ミリです。

しかし、この小さなスペースでありながら、子宮頸部内には扁平上皮と円柱上皮の領域があり（図19）、図20のように、それぞれに発生するがんの種類が異なることが特徴です。

図20［子宮頸部上皮と子宮頸がんの発生母地］

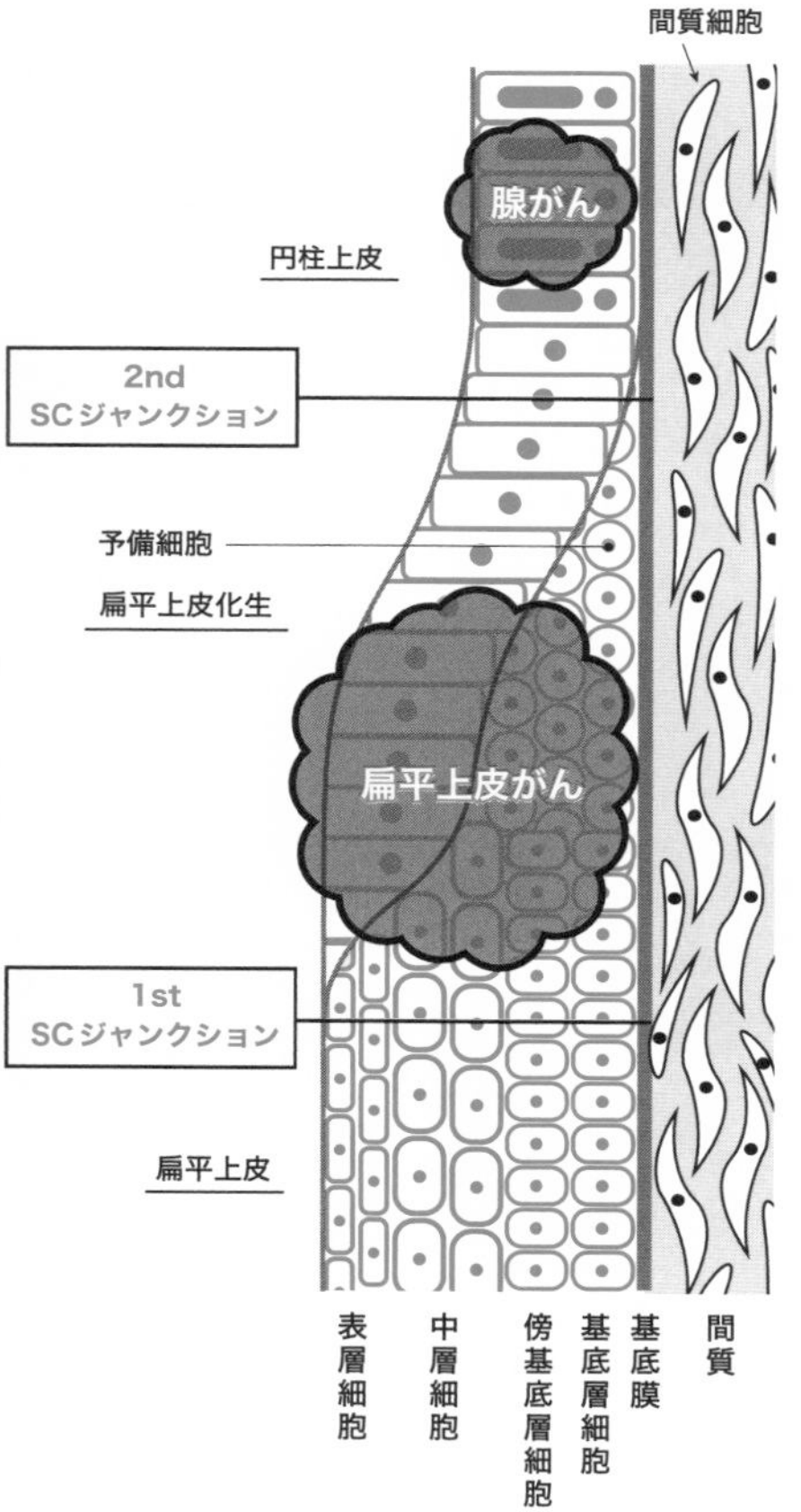

図 21［子宮頸部異形成から微小浸潤がんまでの病理組織像］

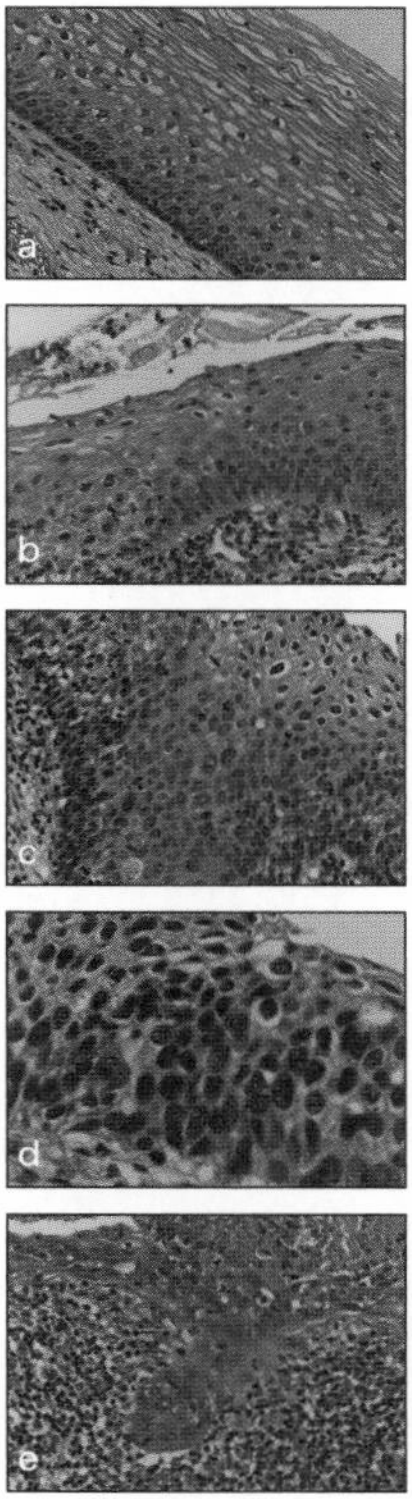

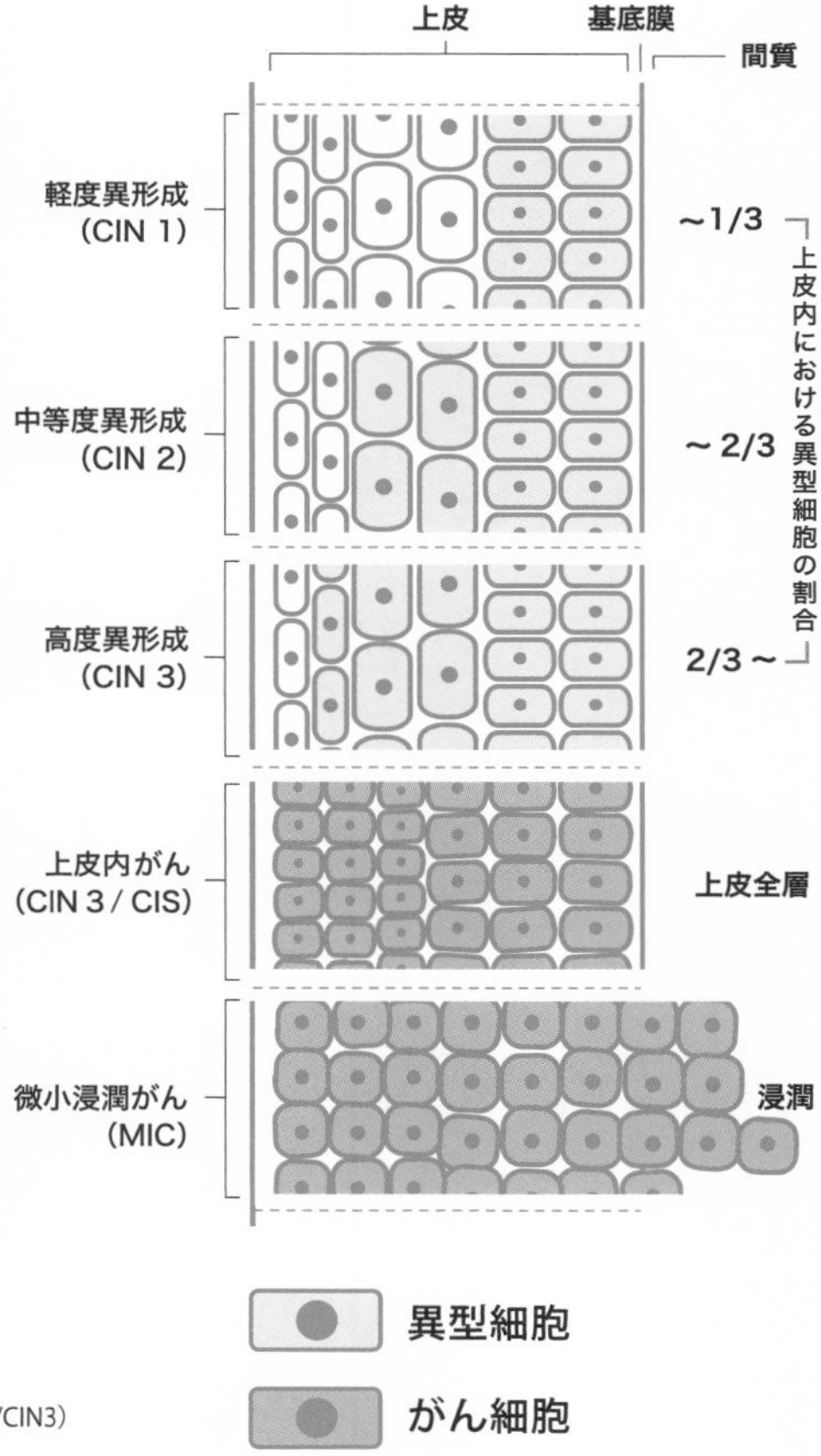

a: 正常な扁平上皮
b: 軽度異形成（LSIL/CIN1）
c: 中等度異形成（HSIL/CIN2）
d: 高度異形成 / 上皮内がん（HSIL/CIN3）
e: 微小浸潤がん（MIC）

画像提供 : 杏雲堂病院病理部 部長 岩屋啓一先生

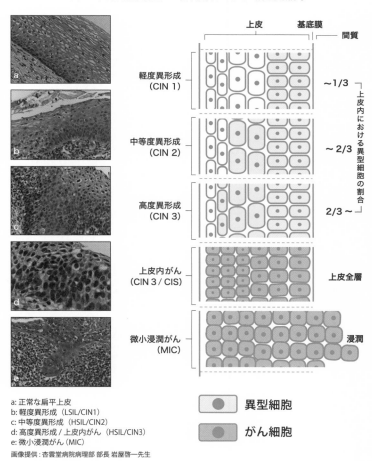

59ページ図19のように、子宮頸部の円柱上皮の外縁をSCジャンクションといいます。そして腟へつながる側が扁平上皮、子宮へつながる側が円柱上皮です。それは表面で、その内側（内部）には基底膜があり、そこを経て間質となり間質細胞があります（60ページ図20）。

扁平上皮化生細胞ががん化することで「扁平上皮がん」という分類になりますが、61ページ図21のようにがん化が扁平上皮内に収まっているのが上皮内がん（CIN3またはCIS）、またがん細胞が基底膜を破って間質までおよぶ（浸潤する）と、微小浸潤がん（MIC）を経て浸潤がん（IC）となります。

がん化する前の段階として、異型細胞からなる異形成（前がん病変）の状態が存在します。上皮内にある異型細胞の割合によって3段階のグレード（CIN1〜3）に分類されます。

CINはCervical Intraepithelial Neoplasia（子宮頸部上皮内腫瘍）の略で、CIN1＝軽度異形成は上皮の基底側1／3以内、CIN2＝中等度異形成は1／3〜2／3の範囲、CIN3＝高度異形成は2／3を超えるとされます。

異形成が生じたとしても、これがすべてがん化するわけではありません。CIN1（軽度異形成）からCIN3上皮内がんに進行するのは5〜10％、またそこまでにかかる年数はおよそ5〜10年とされています。ただし、発がんリスクの高いHPV16型や18型感染の場合、半年後にＣＩＮ３に急速に進行する可能性があります。

一方で、円柱上皮細胞にがんが発生した場合は「腺がん」に分類されます。円柱上皮細胞は扁平上皮細胞とは異なり、粘液を分泌する腺細胞で、そこから発生するがんなので腺がん、初期では上皮内腺がんということになります。これは子宮体がんと同様で、子宮頸部の頸管内膜は分泌腺によって構成されており、そこに発生する腺系のがんです。

以前は子宮頸がんというと扁平上皮がんが圧倒的に多かったのですが、最近は腺がんが増加の傾向にあり、その割合は20％におよんでいます。腺がんは扁平上皮がんと比べ、発見されにくい、転移の可能性が高い、治療が難しい、再発の危険性が高いなどの点で、増加傾向が懸念されます。腺がんの発見は検査の際にブラシで頸部（頸管）の細胞を採取すると、綿棒で採取するよりも腺がんの発見率が高くなります。

また、上皮内腺がんも上皮内がん同様、間質に浸潤することがあり、その程度により微小浸潤腺がん（ＭＩＡＣ）や頸部腺がんと病理学的に診断されます。

子宮頸がんのうち、扁平上皮がんが約70％、腺がんが20％、その他の組織型が10％未満の割合で発生がみられます。

子宮頸がんの検診と結果の解釈

本書の冒頭から、早期発見のために定期的な検診を受けることが重要であると何度も繰り返してきました。しかし、初めて検診を受ける人にとっては、どのような検査なのか想像もつかないことでしょう。ここでは検診、そして精密検査についてみていきます。

子宮頸がんにおける検診は一次検査（スクリーニング）という位置付けで、精密検査を受ける必要のある人を見つけ出すために行われます。

子宮頸がんの検診では、問診、視診、内診、細胞診があります。問診は他の診療科同様医師による聞き取り、視診では膣鏡を入れて子宮頸部を観察、内診は医師の手指で子宮や卵巣の大きさや硬さ、癒着の有無の状況を把握します。

子宮頸がんの検診では最も重要で特徴的なのが細胞診です。膣からブラシ（ヘラのこともある）を入れ、子宮頸部の細胞をこすり取り、細胞検査士や細胞診専門医が細胞検査を行います。

ここまでの精密検査では、がん細胞が存在するかどうかが判定され、検査の結果は67ページのコラムのように「異常あり（要精密検査）」か、「異常なし（正常）」かが通知されます。

異常ありという判定は、子宮頸がんである場合と、子宮頸部にがんに進行する可能性のある異形成が認められる場合がありますので、婦人科を受診し、精密検査（二次検査）を受けます。当院へもこの段階で来院される患者様が多くいらっしゃいます。

さて、検診結果にはアルファベットの羅列や専門用語の記載があり、理解できない、わかりにくいと感じることもあるでしょう。検査結果をより深く理解するためには、検査結果表（67ページ）や専門用語（68ページ）の内容を把握しておくことが婦人科外来の上手なかかり方として必要です。

［高リスク型HPV検査］

67ページのコラム内、ASC－US（意義不明な異型扁平上皮細胞）と判定された場合は、子宮頸がんに進行する可能性がある子宮頸部異形成の疑いを含んでいます。そのため、子宮頸がんの発生原因である高リスク型HPVが子宮頸部に存在するかどうかを検査します（67ページ異常ありの場合の①）。検査は、子宮頸がんの検診同様で、子宮頸部の細胞を採取し、高リスク型HPVの遺伝子を検出します。

ここで検出されたHPV遺伝子が高リスク型HPVであれば、②のコルポスコピーと組織診に進みます。
ここで高リスク型ＨＰＶが検出されなかった場合は、１年後に再度子宮頸がん検診を受診します。

［コルポスコピー（コルポスコープ診断）］

腟拡大鏡診のことで、腟内に腟鏡（クスコ）を入れて、拡大鏡を通して子宮頸部病変の有無や程度を観察する検査です。

［組織診］

いわゆる狙い細胞診（生検）といわれるもので、細胞診よりも狭い範囲で組織の小片を採取して病理検査をします。コルポスコピーで観察しながら、病変が疑われる部分を狙って組織片を採取します。
現在、細胞診の結果は「ベセスダシステムによる細胞診報告様式」が採用されていますが、従来は「日母分類」で示されていました。現在も日母分類で表示される場合もありますので、ベセスダシステムと比較しながら確認しておきましょう（69ページ表2）。

異常なしの場合

陰性 NILM

1 ~2 年後に子宮頸がん検診を**受診**

異常ありの場合

要精密検査

扁平上皮系

ASC-US: 意義不明な異型扁平上皮細胞
軽度扁平上皮内病変の疑い
下記①〜③のいずれかを実施
①高リスク HPV 検査 ⇒ **陽性で②へ**
②コルポスコピーと組織診
③経過観察で 6 〜 12 カ月後に再検査

ASC-H: HSIL を除外できない異型扁平上皮細胞
高度扁平上皮内病変の疑い

LSIL: 軽度扁平上皮内病変
HPV 感染、軽度異形成

HSIL: 高度扁平上皮内病変
中等度異形成、高度異形成、上皮内がん

SCC: 扁平上皮がん

腺系

AGC（異型腺細胞）

AIS（上皮内腺がん）

Adenocarcinoma（腺がん）

その他

その他の悪性腫瘍

②コルポスコピーと組織診
⇒ **結果に対応した治療**

NILM（ニルム）
Negative for Intraepithelial Lesion or Malignancy
異常なしを意味します。その後は１～２年後に子宮頸がん検診を受診します。

ASC-US（アスカス）
Atypical Squamous Cells of Undetermined Significance
「意義不明な異型扁平上皮細胞」を意味し、「軽度扁平上皮内病変の疑い」があると推定されます。具体的には細胞の形態が正常でないことは確認できるが、異形成とは判断できない状態であること。つまり、グレー判定という段階です。

ASC-H（アスクエイチ）
Atypical Squamous Cells, cannnot exclude HSIL
「HSIL を除外できない異型扁平上皮細胞」を意味し、「高度扁平上皮内病変の疑い」があると推定されます。ASC-H はわかりにくい診断で、そこには診断範囲が広いという理由があります。疑われる範囲は CIN2 の中等度異形成から CIN3 の上皮内がんまでにおよびます。

LSIL（ローシル）
Low Grade Squamous Intraepithelial Lesion
「軽度扁平上皮内病変」を意味し、HPV 感染をしており、細胞診断学的に軽度異形成細胞が確認できたという状態です。

HSIL（ハイシル）
High Grade Squamous Intraepithelial Lesion
「高度扁平上皮内病変」という意味で、細胞診断学的に中等度～高度異形成細胞が認められる、または上皮内がんが疑われるという状態です。

SCC（エスシーシー）
細胞診断学的に扁平上皮がん細胞が認められた状態です。

AGC（エージーシー）
Atypical Glandular Cell
「異型腺細胞」という意味で、腺細胞の異常がみられるものという判定です。CIN1 ～３ と同じような理解ですが、前がん状態といえるものではなく、腺がんに進行するリスクが高いという理解になります。

AIS（エイアイエス）
Adenocarcinoma In Situ
細胞診断学的に上皮内腺がん細胞が認められたという判定で、子宮頸部腺がんの前がん状態です。

Adenocarcinoma（アデノカルシノーマ）
腺がん（子宮頸部腺がん）細胞が認められたという判定です。

表2［細胞診の旧分類と新分類の対応表］

<table>
<tr><td rowspan="4" colspan="2">日母分類（従来使用されていた細胞診のクラス分類）</td><td>Ⅰ</td><td>Ⅱ</td><td colspan="2">Ⅲ</td><td>Ⅳ</td><td>Ⅴ</td></tr>
<tr><td rowspan="3">正常</td><td rowspan="3">良性の細胞異常</td><td colspan="2">悪性の疑い</td><td rowspan="3">上皮内がんを想定</td><td rowspan="3">浸潤がん（微小浸潤がん）を想定</td></tr>
<tr><td>Ⅲa</td><td>Ⅲb</td></tr>
<tr><td>軽度〜中等度の異形成を想定</td><td>高度異形成を想定</td></tr>
<tr><td rowspan="7">ベセスダシステム</td><td rowspan="5">扁平上皮系</td><td colspan="2">NILM</td><td></td><td></td><td></td><td></td></tr>
<tr><td></td><td colspan="2">ASC-US</td><td></td><td></td><td></td></tr>
<tr><td></td><td></td><td colspan="2">ASC-H</td><td></td><td></td></tr>
<tr><td></td><td></td><td>LSIL</td><td></td><td></td><td></td></tr>
<tr><td></td><td></td><td colspan="3">HSIL</td><td>SCC</td></tr>
<tr><td rowspan="2">腺系</td><td></td><td></td><td colspan="2">AGC</td><td>AIS</td><td>Adenocarinoma</td></tr>
<tr><td></td><td></td><td></td><td></td><td></td><td>その他の悪性腫瘍</td></tr>
</table>

組織診でがんを確定後、直腸診や画像診断で進行期を調べる

さて、子宮頸部にがんが存在するということが組織診等の精密検査で判明したあとは、がんがどの程度進行しているのかを調べる必要があります。

がんの深さ、広がりを視診、内診と直腸診（基靭帯浸潤の有無がわかる）で調べるほか、がんの大きさや広がり、リンパ節や他臓器への転移の有無を造影ＭＲＩやＣＴ（場合によりＰＥＴ／ＣＴ）で調べます。必要に応じて隣接する臓器、たとえば膀胱や直腸の内視鏡検査や尿路造影などの検査を行います。

このような検査で判明する進行期は72～73ページ図22のように分類します。

日産婦２０２０、ＦＩＧＯ ２０１８の進行期分類では、Ⅰ期、Ⅱ期、Ⅲ期、Ⅳ期があり、それぞれさらに細かく分類されます。

Ⅰ期は子宮頸部内にがんが留まっている場合で、ⅠA期は肉眼では確認できず、病理学的に間質浸潤が５ミリ以下のもの、ⅠB期は子宮頸部に限局する浸潤がんのうち、浸潤の深さが５

ミリを超えるもの（ⅠA期を超えるもの）です。ⅠA期は深さによりさらに1と2に分けられます。ⅠB期は病巣の大きさで、1と2と3に分けられます。ⅠB1期は病巣が2センチ以下、ⅠB2期は2センチを超えて4センチ以下、ⅠB3期は4センチを超えるものです。

Ⅱ期はがんが子宮頸部からさらに広がっているものの腟壁の下1／3、または骨盤壁には達していない場合で、ⅡA期は腟壁に浸潤しているが子宮傍組織に浸潤していないもの。ⅡA期はさらに1と2に分けられ、ⅡA1期は病巣が4センチ以内、ⅡA2期は病巣が4センチを超えるものです。また、ⅡB期は子宮傍組織に浸潤しているものです。子宮傍組織とは基靭帯ともいい、子宮頸部の側方にあって子宮が腟に落ちないように支えている組織です。

Ⅲ期はがんの浸潤が腟壁の下1／3に達するもの、または骨盤壁に達するもので、Ⅲ期ではA、BとCに分けられます。ⅢA期は腟壁浸潤は下1／3に達しているものの、子宮傍組織の浸潤が骨盤壁には達していないもの。ⅢB期は子宮傍組織の浸潤が骨盤壁に達しているものです。ⅢC1期は骨盤リンパ節にのみ転移がみられるものの、ⅢC2期は傍大動脈リンパ節転移がみられるものです。

Ⅳ期は、A期ではがんが膀胱や直腸粘膜に浸潤している、B期では恥骨と仙骨の間の小骨盤腔を超え、肺や肝臓などの臓器に遠隔転移しているものです。

子宮頸がんの進行期分類は予後データの集積や画像診断の進歩により改訂が行われていますが、本書では基本的にＦＩＧＯ２０１８年、日産婦２０２０年の分類を使用しています。

図 22 ［子宮頸がんの進行期分類］

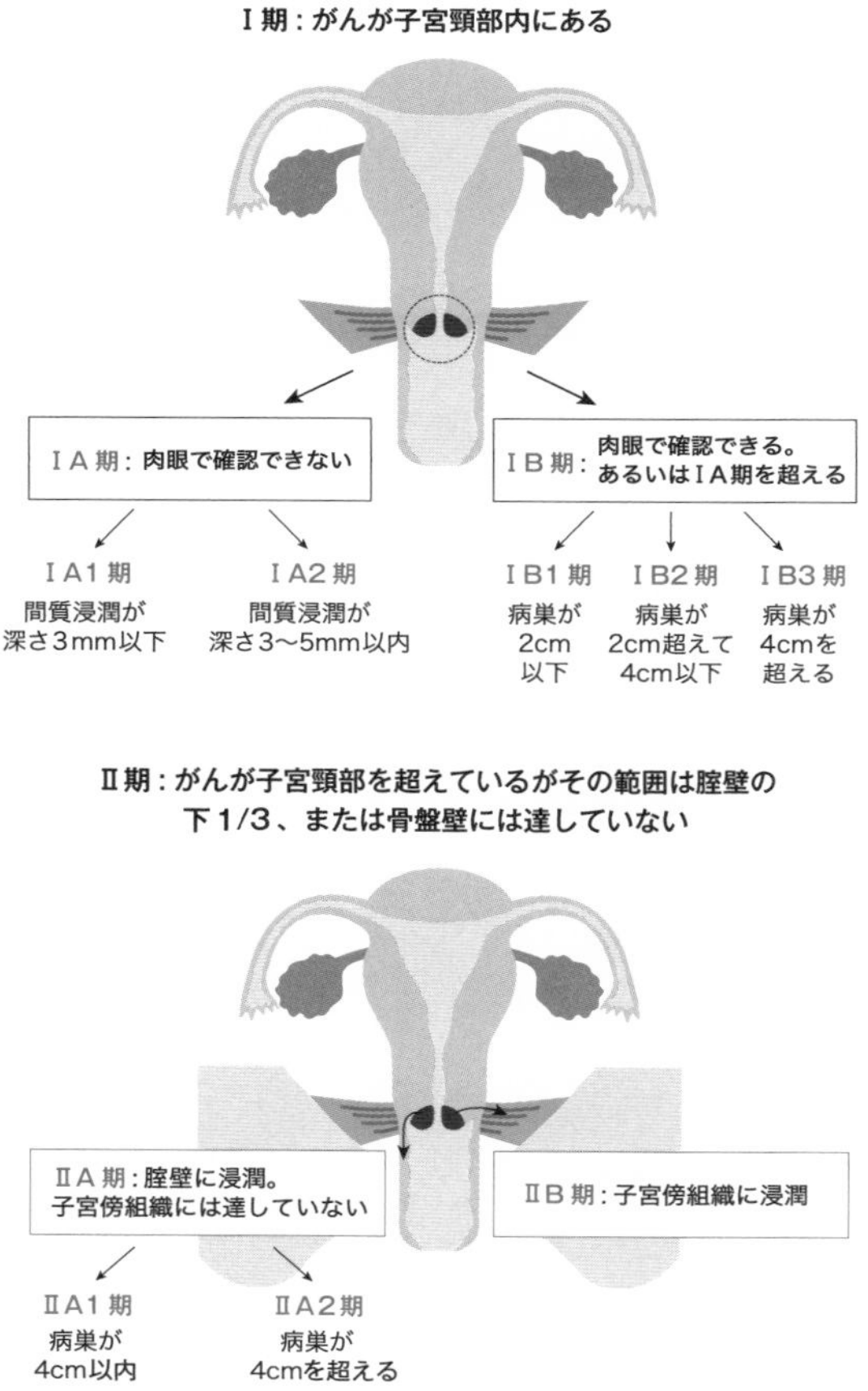
Ⅰ期：がんが子宮頸部内にある
ⅠA 期：肉眼で確認できない
ⅠB 期：肉眼で確認できる。あるいはⅠA期を超える
ⅠA1 期
間質浸潤が深さ3mm以下
ⅠA2 期
間質浸潤が深さ3〜5mm以内
ⅠB1 期
病巣が2cm以下
ⅠB2 期
病巣が2cm超えて4cm以下
ⅠB3 期
病巣が4cmを超える
Ⅱ期：がんが子宮頸部を超えているがその範囲は腟壁の下1/3、または骨盤壁には達していない
ⅡA 期：腟壁に浸潤。子宮傍組織には達していない
ⅡB 期：子宮傍組織に浸潤
ⅡA1 期
病巣が4cm以内
ⅡA2 期
病巣が4cmを超える

子宮頸がん進行期分類（日産婦 2020,FIGO2018）より作図

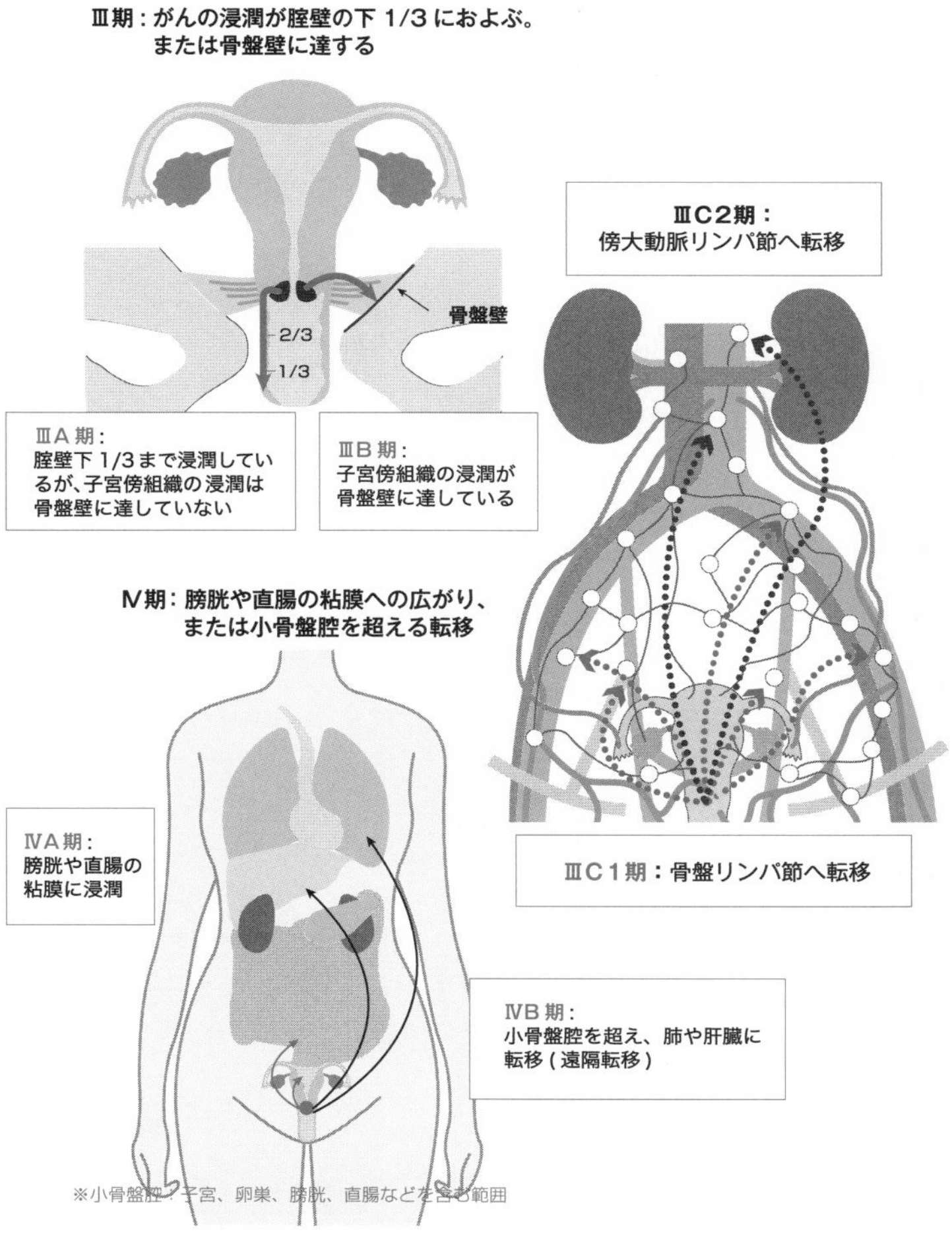
Ⅲ期：がんの浸潤が腟壁の下 1/3 におよぶ。
または骨盤壁に達する
骨盤壁
2/3
1/3
ⅢA 期：
腟壁下 1/3まで浸潤しているが、子宮傍組織の浸潤は骨盤壁に達していない
ⅢB 期：
子宮傍組織の浸潤が骨盤壁に達している
ⅢC2期：
傍大動脈リンパ節へ転移
ⅢC 1 期：骨盤リンパ節へ転移
Ⅳ期：膀胱や直腸の粘膜への広がり、
または小骨盤腔を超える転移
ⅣA 期：
膀胱や直腸の粘膜に浸潤
ⅣB 期：
小骨盤腔を超え、肺や肝臓に転移（遠隔転移）
※小骨盤腔：子宮、卵巣、膀胱、直腸などを含む範囲

HPVに関係のない子宮頸がん（MDA、胃型粘液性がん）

子宮頸がんの発生原因は、HPVウイルス感染によるものだということをしっかり認識いただいたところで、それ以外の原因による子宮頸がんをみていきます。まずは図23を見てください。

図23［子宮頸部発がん過程］

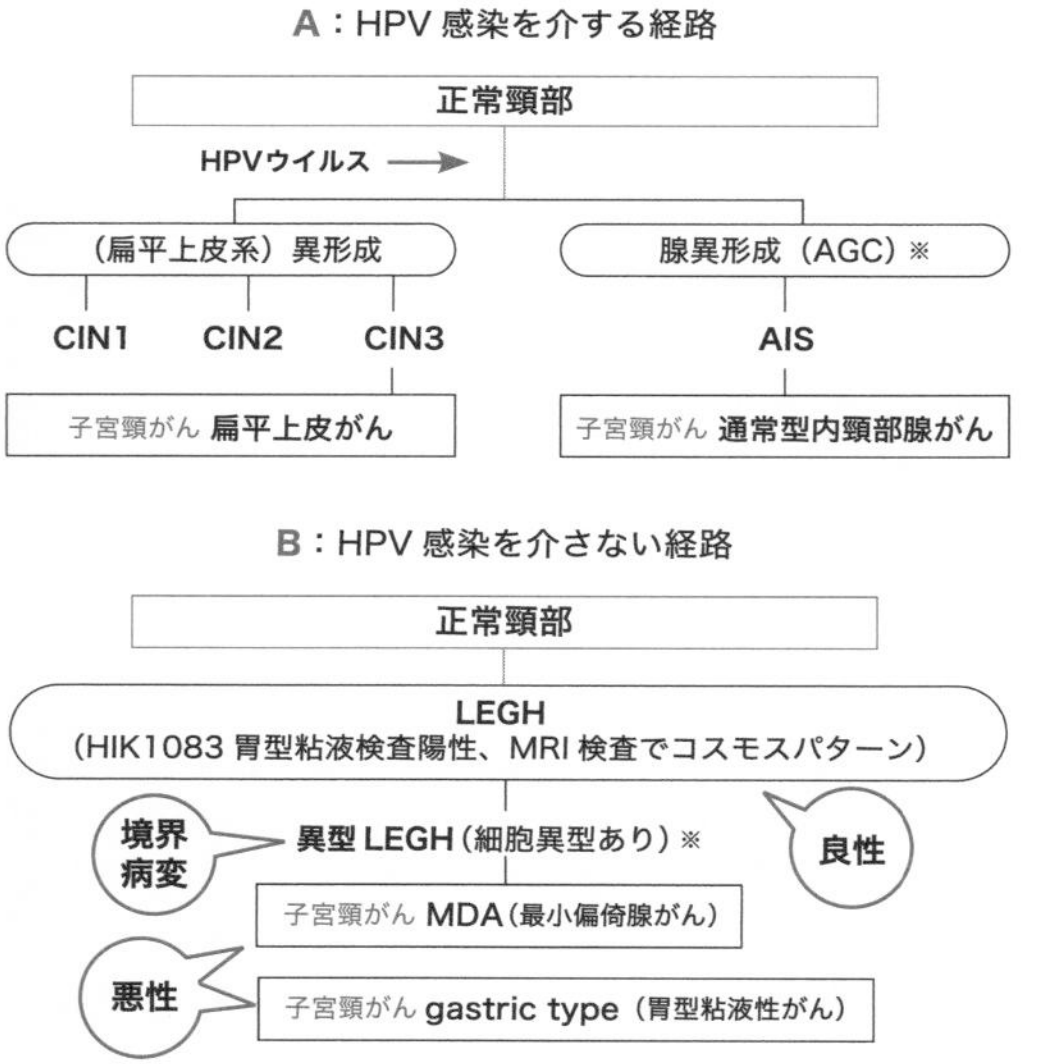

①遺伝性（ポイツイエーガー症候群，生殖細胞系列STK11遺伝子変異）
②特発性＝①以外で非遺伝性

※腺異形成や異型LEGHというカテゴリーは、学会上のコンセンサスが得られていない

表3［頸部細胞診AGCにおける推定病変の種類］

1. 子宮頸部上皮内腺がん **進行すると子宮頸部腺がん 主にHPV18型感染が関与**
2. 子宮体部腺がん **HPV感染は関与しない**
3. LEGH、MDA、胃型粘液性がん **HPV感染は直接的には関与しない**

HPVウイルス感染による子宮頸がん（A）は全体の95％以上を占めています。ほとんどといっていい数字ではありますが、子宮頸部細胞の中にAGC（異型腺細胞）という結果があった場合は、AGCにおける推定病変の種類は表3の3通りの可能性があります。

子宮頸部に高リスク型HPVの持続感染が起きると、扁平上皮系では子宮頸部異形成（CIN1→CIN2→CIN3）を経て扁平上皮がんが発生します。腺系では腺異形成や上皮内腺がんを経て子宮頸部腺がん（通常型内頸部腺がん）が発生します。

また、（B）のHPVを介さない経路にあるLEGHはLobular Endocervical Glandular Hyperplasia の頭文字をとった略称で、分葉状頸管腺過形成といいます。これは、子宮頸管部に大小さまざまな嚢胞が形成され、非腫瘍性（良性）の貯留嚢胞（NC：ナボット嚢胞）とは異なり、その嚢胞から胃型の粘液が分泌される疾患で、基本的には良性ですが、異型LEGHという前がん病変を経て、がん化進行すると、最小偏倚《へんい》腺がん（MDA：Minimal Deviation Adenocarcinoma）、さらに胃型粘液性がん（Gastric type mucinous carcinoma）に進展することが推察されています。

これらに注目する理由としては、子宮頸がんに属するとはいえ、異型LEGH（疑い）における治療は単純子宮全摘出術、進展が進み胃型粘液性がんと診断された場合の治療は広汎子宮全摘出術のみで、放射線治療も化学療法（抗がん剤治療）もあまり効果が得られない、注意が必要ながんだからです。

一方で、ＬＥＧＨ疑いやＮＣを含む子宮頸部多発嚢胞で精査後、ＭＤＡや胃型粘液性がんが見つかる可能性は約５％で、ほとんどがＬＥＧＨ止まりですが、難治性のがんに進行する可能性があることを認識して、しっかり調べてもらうことが大切です。

第二章

標準的な
子宮頸がんの治療

V									
SCC（扁平上皮がん）									
ⅠA期		ⅠB期			ⅡA期	ⅡB期	Ⅲ期	Ⅳ期	
	2	1	2	3				A	B
	④	広汎子宮全摘出術 ＋ 骨盤リンパ節郭清							
		放射線療法		同時化学放射線療法					化学療法
	トラケレクトミー（広汎子宮頸部摘出術）								

子宮頸がん（腺がん）				
	④	広汎子宮全摘出術 ＋ 骨盤リンパ節郭清	同時化学放射線療法	化学療法

③ⅠA1期：脈管侵襲陰性の場合、単純子宮全摘出術
脈管侵襲陽性の場合、準広汎子宮全摘出術＋骨盤リンパ節郭清
④ⅠA2期：脈管侵襲の有無を問わず、準広汎子宮全摘出術＋骨盤リンパ節郭清
⑤フォトフリン PDT のデータより、PDT 可能域と考える
⑥ⅠA1 期でリンパ管侵襲がある場合は、トラケレクトミーの適応と考える

表 4 ［当院における子宮頸がんの進行期診断と治療］（FIGO 2018 年 進行期分類）

■ 扁平上皮系

診断	日母分類	Ⅰ/Ⅱ	Ⅲa		Ⅲb	Ⅳ
診断	細胞診	NILM	LSIL	HSIL		
診断	細胞診		ASC-US			
診断	細胞診			ASC-H		
診断	組織診／進行期分類	正常	CIN 1	CIN 2	CIN 3	0 期☆
診断	組織診／進行期分類		軽度異形成	中等度異形成（① ②）	高度異形成	上皮内が（CIS）
治療	標準的治療法		経過観察		子宮頸部円錐切除術	
治療	標準的治療法			レーザー蒸散法		
治療	標準的治療法				単純子宮全摘出術 準広汎子宮全摘出術	
治療	オプション治療法			PDT		

■ 腺系

診断 細胞診／組織診		異型腺細胞（AGC）	上皮内腺が（AIS）
治療			子宮頸部 円錐切除

①高リスク HPV 検査（特に 16、18、31、33、35、45、52、58型の 8 タイプ）
② p16 タンパク免疫組織化学
※①②ともに陰性の場合は経過観察、①または②のいずれかが陽性の場合は PDT またはレーザー蒸散法をしてもよい
☆最近の分類では、0 期（上皮内がん：CIS）は、CIN3 に含まれる

子宮頸がんの治療の概要

ここまでに、子宮頸がんの種類や進行期などについて理解したところで、ここからはそれぞれの種類や進行度によってどのような治療法を行うのかをみていきます。

子宮体がんでは子宮全摘出術が基本で、ⅠA期の早期体がんの場合、身体への負担や入院日数などを考慮して腹腔鏡下手術での治療も可能としています。

子宮体がんの場合は、40代から発症が増加し始め、罹患者のピークが50～60代であることから、子宮温存を目的とする治療法が重要視されてはきませんでした。しかし近年は若年層での罹患もみられ、妊娠・出産を望む患者様には子宮を温存する方法として黄体ホルモン療法が行われています。

その点、子宮頸がんでは子宮全摘出術が基本ではないこともあり、また患者様は20～40代の方がほとんどのため、子宮を温存する治療法の研究が進められてきました。

78～79ページ表4のように、子宮頸がんは扁平上皮がん（扁平上皮系）と腺がん（腺系）の2種類に大きく分類できることを確認しましょう。両者で行われる治療法は共通しますが、進行度によって適応するものとしないものがあります。ここからは、扁平上皮がんを軸にそれぞれの治療法を解説し、腺がんの治療法としても適応する場合にはその都度その内容を加えていきます。

また、治療の方法を決めるためには進行期や広がりなどを詳しく調べることが必要です、細胞診と組織診では、どのレベルに属するのかはわかりますが、それぞれに表記があり本書でも混在して登場します。表4で細胞診と組織診のレベルを確認した上で読み進めていただけるとより理解しやすくなります。

子宮頸がんの標準的な治療法では、子宮体がん同様の単純子宮全摘出術、準広汎子宮全摘出術、広汎子宮全摘出術などの手術療法もありますが、CIN3（子宮頸部上皮内がん）に対する標準的診断・治療法は、子宮頸部を円錐状に切除する子宮頸部円錐切除術です。またオプションとしてPDTや高出力レーザー照射によるレーザー蒸散法もあります。

進行期別の適応では、CIN2からCIN3まではレーザー蒸散法、CIN3から扁平上皮がんⅠA1期と上皮内腺がんでは子宮頸部円錐切除術、CIN3からⅠA期までは単純子宮全摘出術と準広汎子宮全摘出術、そしてⅠB1期からⅡB期では広汎子宮全摘出術が可能です。

また子宮頸がんや前がん病変では、妊娠・出産の可能性（妊孕性）を重視した子宮温存のためのオプション的な治療法、ＣＩＮ２～３からＩＡ１期ではＰＤＴ、ＩＡ２期（脈管侵襲陽性のＩＡ１期）からＩＢ１期（一部のＩＢ２期）ではトラケレクトミーを選択することもできます。また、子宮全摘出術の場合は、進行期ＩＡ１期～腫瘍径２センチ以下のＩＢ１期の子宮頸がんでは、腹腔鏡下子宮悪性腫瘍手術も可能です。

ＰＤＴとトラケレクトミーについては、「子宮頸がんにおける子宮温存治療」という本書の大きなテーマになりますので、第三章で詳しくみていきます。

高度異形成から初期子宮頸がんの診断・治療法（子宮頸部円錐切除術）

表４（78～79ページ）のとおり、組織診でＣＩＮ１の軽度異形成では経過観察、ＣＩＮ２の中等度異形成では、高リスクＨＰＶの型判定検査をした結果で治療方針を検討します。

図24は、当院でＨＰＶ型判定を行った場合のその後の流れです。

ＣＩＮ３では、ＨＰＶの有無に関わらず、治療の対象となります。その標準的な診断法として以下のものが適用されます。

図 24［当院における HPV 型判定を用いた CIN の管理と治療方針］

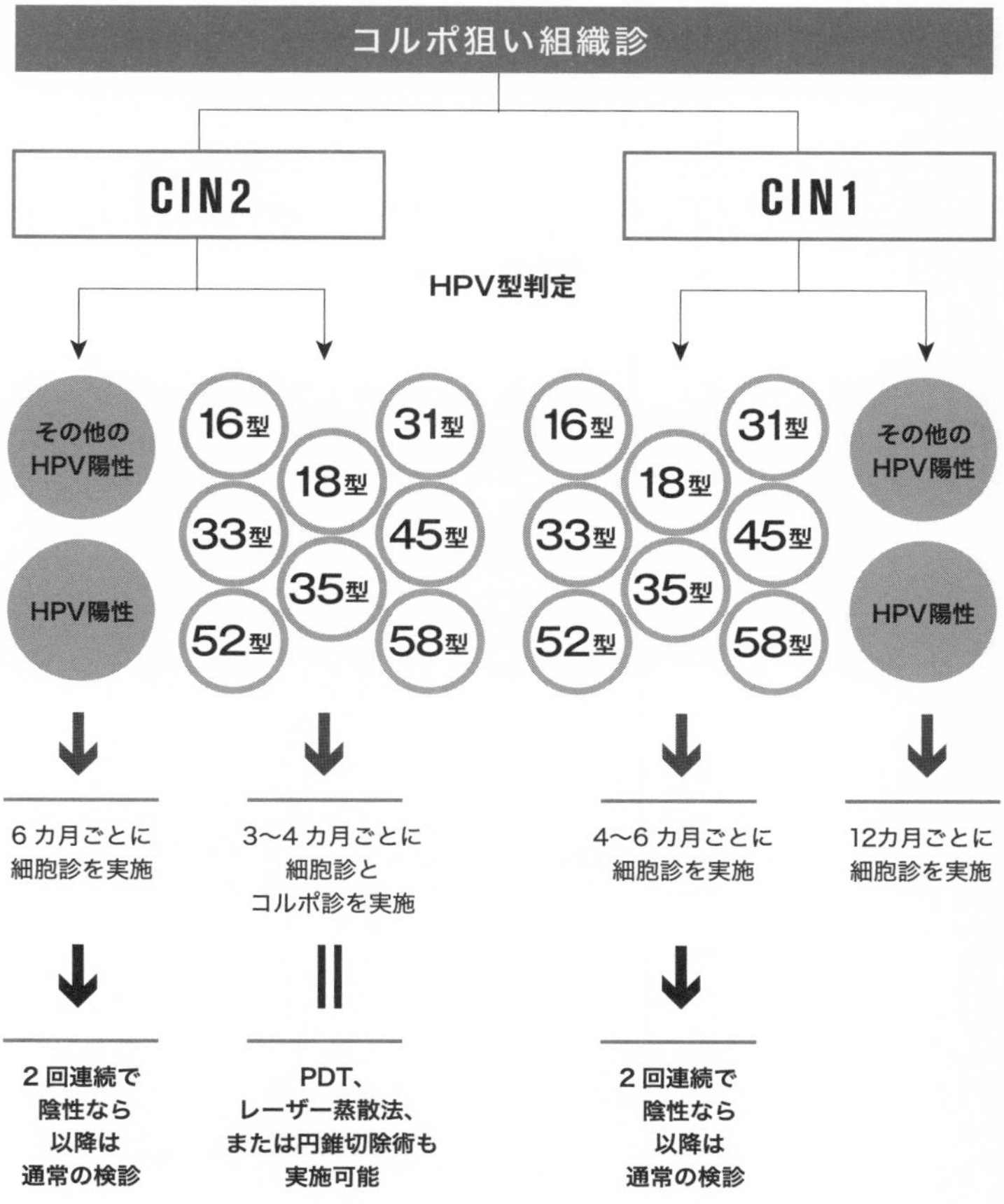

①子宮頸部円錐切除術
（以下、子宮温存を希望されない場合）
②単純子宮全摘出術
③腹腔鏡下（単純）子宮全摘出術（ＴＬＨ）

上皮内がんを超えた微小浸潤がん以上を疑う場合は、円錐切除術による組織診断が必要になります。

子宮頸がんⅠＡ1期～ⅠＡ2期までは初期子宮頸がんといえます。初期子宮頸がんは、円錐切除術後の病理診断により、腫瘍サイズ、間質浸潤の深さ、リンパ管や血管侵襲の有無を調べ、さらにＭＲＩ等の画像診断の検査を行って遺残腫瘍の有無、リンパ節転移の有無等を調べ、それらに従って治療法を決定します。

この後からは、標準的な治療法をみていきます。

子宮頸部円錐切除術

［適用と概要］

子宮頸部円錐切除術は、多くの施設で採用している術式です。

ＣＩＮ３の高度異形成・上皮内がん、上皮内腺がんから初期の子宮頸がんまでに適応します。ここでいう初期の子宮頸がんとは、ⅠＡ期の扁平上皮がんと腺がんを指します。

この術式には、診断的な適応と治療的な適応、すなわち病理診断を目的に行う場合と、治療を目的に行う場合があります。

診断的適応としては、細胞診で疑陽性あるいは陽性（異形成あるいはがんの疑いがある）と判定されたもののコルポスコピーと組織診で病変を確認できない場合、また細胞診が疑陽性あるいは陽性だが細胞診と組織診で異形成の程度の不一致の場合や浸潤がんの疑いがある場合に行われます。術後病理診断にて、頸部病変が浸潤がんではなく、かつ切除断端（切除した断面）に病変が認められない（陰性）場合は、円錐切除術を最終治療としてここで治療は終了します。

一方で治療的適応としては、高度異形成、上皮内がんと上皮内腺がん等に行われます。

円錐切除術は、麻酔下に腟から器具を入れて子宮頸部の病変部の切除を行うため、通常は２泊３日の入院で行われます。

［術式］

円錐切除術は子宮頸部の入り口付近を切除するもので、その切除する形状が円錐状であることから、円錐切除術といいます。子宮頸部上方を残しながら、子宮頸部病変をＳＣジャンクションを含めて、円錐底面から高さ1.5～2.0センチ程度の円錐状に切除します（図25）。

切除の方法としては、①メス、②高出力レーザー、③高周波メス、④超音波メスの４種類があります。これらは特性、切開能力、凝固止血能力、蒸散（除去）能力などが異なりますので、それぞれの特性や能力を踏まえて選択されます。

①メスによる円錐切除術

従来、一般的に行われてきたこの方法は、コールドナイフ(Cold Knife)法ともいわれます。メスを用いて患部を切除することで、熱による細胞の変性がないため、正確な病理診断を行うことができるというメリットがある一方、手術中の出血が多く縫合を必要とすることが多い、頸管内に病変を埋没させてしまう可能性があるなどのデメリットもあります。

②高出力レーザー（炭酸ガスレーザーなど）による円錐切除術

近年、普及が進む方法のひとつです。レーザーで患部を円錐状に切除し、出血は少なく縫合も必要ないというメリットに加え、切除後に切除断端（断面）に対して追加蒸散（レー

図25［子宮頸部円錐切除術における切除イメージ］

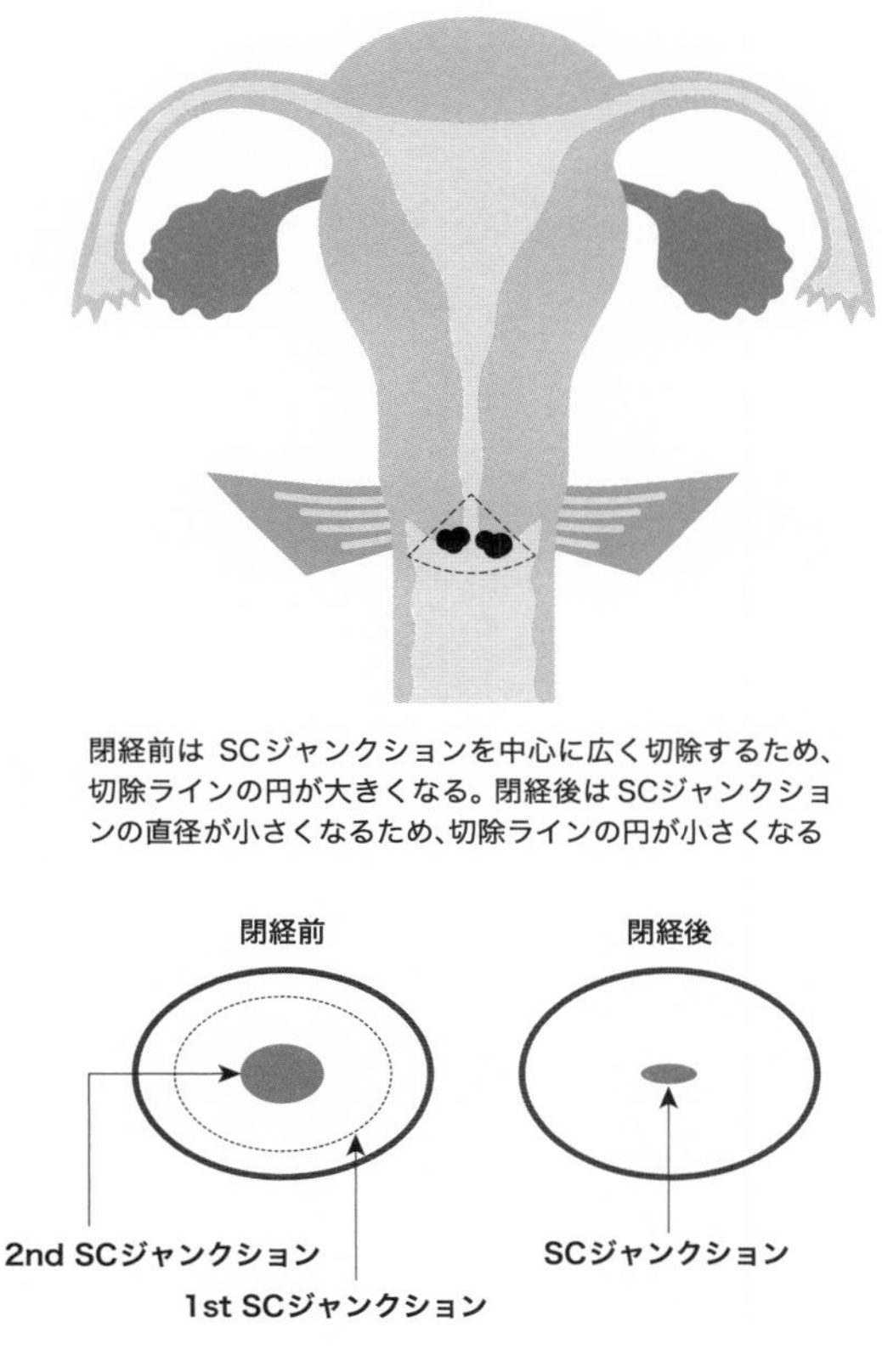

閉経前は SCジャンクションを中心に広く切除するため、切除ラインの円が大きくなる。閉経後はSCジャンクションの直径が小さくなるため、切除ラインの円が小さくなる

ザーをかけて除去する）が可能です。また、治癒率の高さにおいても１００％近い数字がみられます。

③高周波電流による円錐切除術

高周波電流を用いた方法をＬＥＥＰ（リープ／Loop Electrosurgical Excision Procedure）法ともいいます。ループ型の電極によって、円錐状に切除するもので、電極は種類があり、作動のモードを選択でき、病変の形状や大きさに適切な電極とモードを利用して行います（図26）。LEEP法のメリットは、電極と作動モードにより止血をしながら切除できることで、他の方法よりも出血を抑えられること、また技術的にも容易であるなどがあります。一方で、切除できる範囲が浅いため、深い場所に病巣がある場合は適応しないこともあります。

当院では、この方法を用いて子宮頸部円錐切除術を行っています。

図26［リープ法の電極］

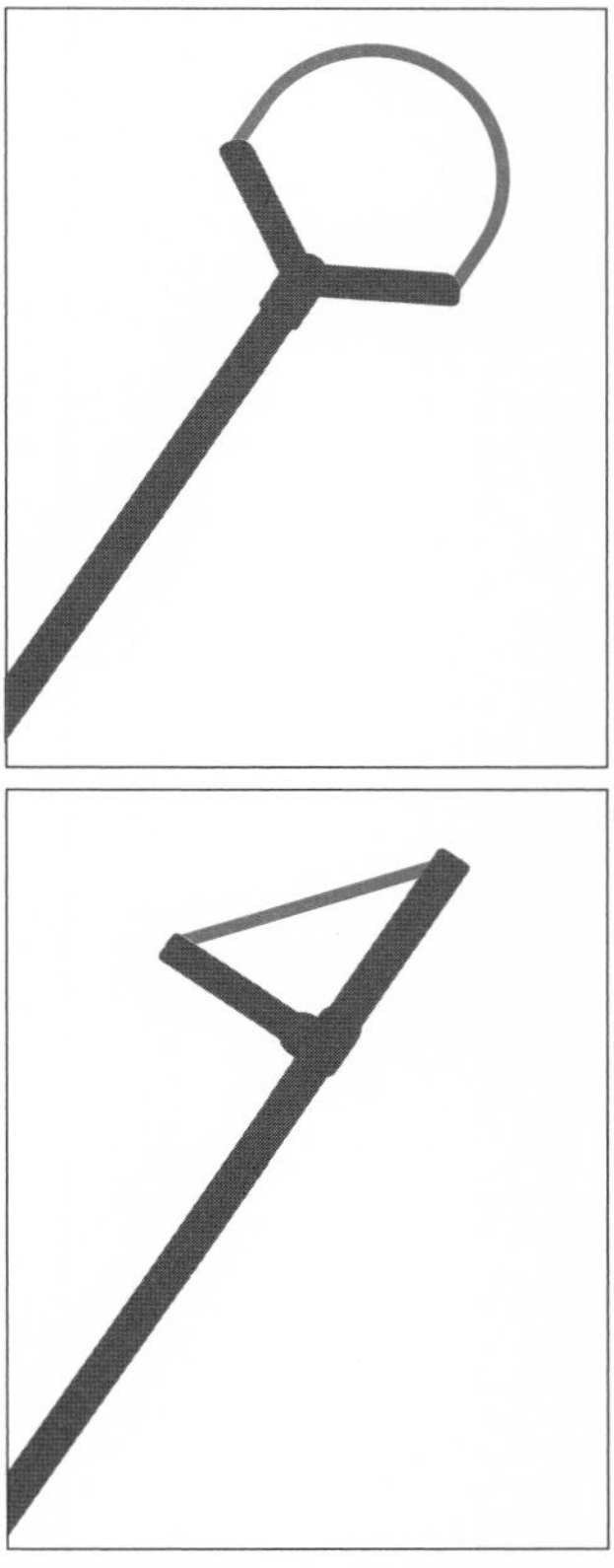

上は従来使用されているループ型の電極、
近年は下の直角三角形状の電極もある

④超音波メスによる円錐切除術

近年、普及が進む方法のひとつです。超音波メスで患部を円錐状に切除し、出血は少なく縫合も必要ないというメリットに加え、治癒率の高さにおいても１００％近い数字がみられます。

［子宮頸部円錐切除術のメリット・デメリット］

●子宮の多くを残すことができる

円錐切除術は前述したように、子宮の一部である子宮頸部の、さらにその一部の頸部入り口付近のみを円錐状に切除するため、子宮の大部分を残すことができます。そのため術後も子宮の機能を術前とほぼ同様に維持することができます。

●妊娠・出産が可能

子宮の多くを残し、子宮の機能を維持しているため、閉経前であれば生理もありますし、妊娠・出産することも可能です。妊孕性の観点で、円錐切除術を行う大きなメリットのひとつです。ただし、早産などの産科的リスクが高まることに注意が必要です。

●短期間で行える

開腹手術で行う単純子宮全摘出術では術後7～10日間の入院を要しますが、円錐切除術は通常2泊3日程度の入院で行うため、身体的に、精神的に、また日常生活に対しても、負担を軽減して臨んでいただける方法です。

●早産率・低出生体重児・分娩時の頸管裂傷の頻度が高まる

円錐切除術後の妊娠では、20～25％で早産がみられます。切除頸管長が同じ場合、コールドナイフやＬＥＥＰ法などの方法による差異はほとんどありませんが、切除した頸部組織が大きい（深い）ほど早産の可能性が高まることがわかっています。また出産時、新生児の体重が低体重となる頻度も2～4倍に、コールドナイフによる円錐切除術後の出産では頸管裂傷の頻度が7倍に増加するという報告もあります。

●再発の可能性

円錐切除時の切除断端（断面）陰性率は85％と報告されていますが、円錐切除術後における再発は、切除断端が陽性だった場合で9～16％、陰性だった場合で2～4％の再発が報告されています。一方で、切除断端陽性であっても子宮側の遺残病変がＣＩＮ2以下であれば61％は経過観察中に自然消滅しています。

［子宮頸部円錐切除術後のフォローアップ］

円錐切除術による治療をしたからといって、イコール完治ということではなく、特に、切除断端が陽性の場合には、細胞診、コルポ診、ＨＰＶ検査により厳重な経過観察を続けていく必要があります。

再発においては、病理組織診断を行うことが重要であり、ＣＩＮ３レベルの再発の場合、再度の円錐切除術や子宮全摘出術を行う場合もあります。

また、円錐切除後、切除断端陽性の場合、再発を防ぐために、あるいは、ＣＩＮ３レベルの再発がみられた場合、次章で解説するＰＤＴを行うことも有効と考えられますので、医師と相談しながら経過をみていく必要があります。

［子宮温存の意義］

子宮頸がんの罹患年齢のピークがちょうど妊娠・出産の年齢と合致するという視点でみると、高度異形成から上皮内がん（初期子宮頸がん）における円錐切除術では、子宮頸部の一部だけでなく、子宮体部および卵巣、卵管を残すことができるため、妊娠・出産の可能性を残す大きな意味を持つ術式といえます。

レーザー蒸散法

レーザー蒸散法の蒸散とは、除去するという意味に当たりますので、この治療法はレーザーで病変を除去する治療法と理解できます。

この治療法はＣＩＮ２の中等度異形成からＣＩＮ３の高度異形成までに適用するとされていますが、このレベルに当てはまればすべてのケースで行えるというものでもありません。

通常、手術前にはコルポスコピーで病変部の生検（組織診）を行い、手術した方がよいと診断されると、手術を行うことになります。また手術においても、取り出された病変も組織標本（手術標本）として病理検査が行われ、再発の可能性を踏まえ、病変をすべて除去できているか、浸潤はないかなどを確認します。

しかし、レーザー蒸散法ではレーザーで病変を除去し、組織標本を取ることができないため、術前のコルポスコピーと細胞診でより高度な診断精度が求められ、さらに全病巣がコルポスコピーで確認できる（可視）範囲にあるＣＩＮ２〜３の中等度から高度異形成であることが適応となります。

レーザー照射は、94ページ図27の赤い部分に行います。レーザー照射量が少ないと、子宮腟部の浅い部分までしか照射できないため、頸管内再発のリスクが高い可能性のある治療法です。そのため異形成が同グレードであっても、妊娠・出産を望まない場合は、レーザー蒸散法よりも円錐切除術や単純子宮全摘出術がより有効として適用されるケースがほとんどです。

［メリット・デメリット］

●子宮温存が可能

子宮体部のみならず、レーザー蒸散法では病変を除去する部分が限られますので、より広い範囲で子宮を残すことができます。従って、子宮の機能を維持でき、妊娠・出産も可能にします。

●再発リスクが高い

再発リスクが高い可能性があるため、長期間のフォローアップが必要です。

図27［レーザー蒸散のイメージ］

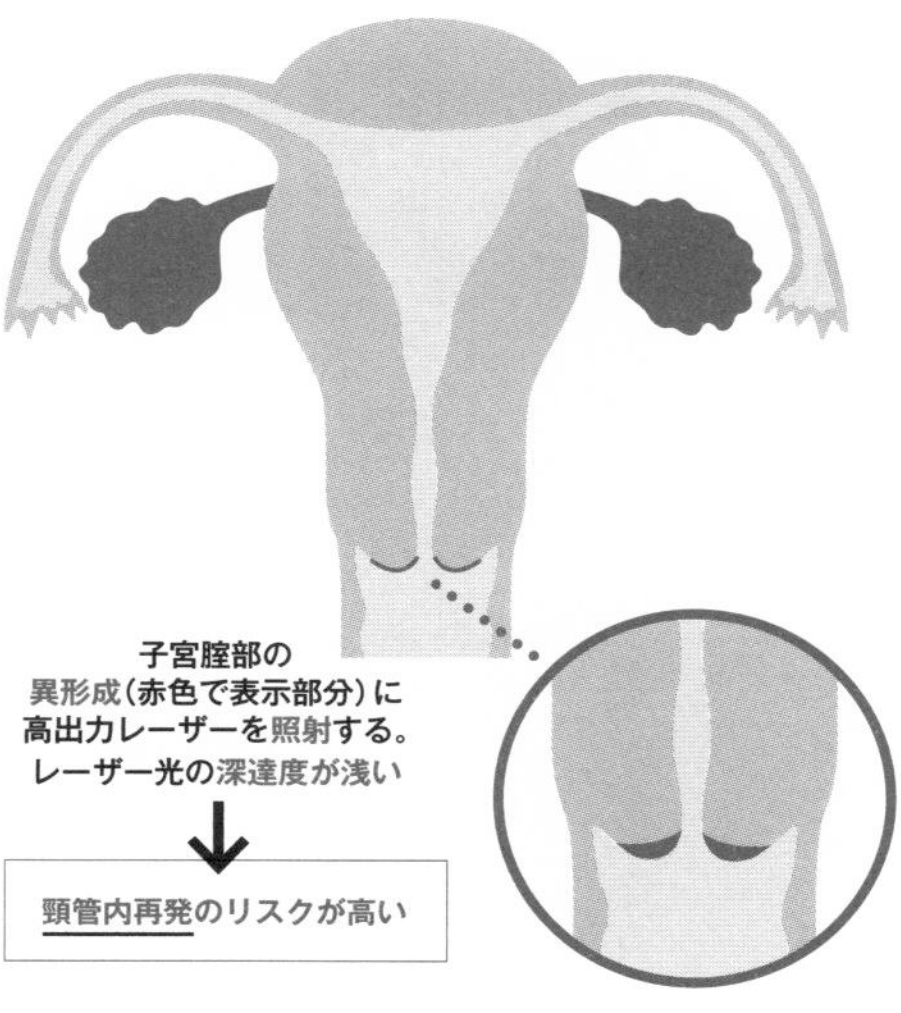
子宮腟部の
異形成（赤色で表示部分）に
高出力レーザーを照射する。
レーザー光の深達度が浅い
頸管内再発のリスクが高い

子宮全摘出術（単純・準広汎・広汎子宮全摘出術）

組織診でCIN3以上で妊娠・出産を望まない場合や高齢の方には、より完治の確率が高い子宮全摘出術を適用します。

30ページ図7で単純子宮全摘出術、準広汎子宮全摘出術、広汎子宮全摘出術について述べていますが、術式はそれらと同様です。

単純子宮全摘出術では、膣の深さは保たれますので性交渉への影響はありません。また、卵巣を残すことも可能なのでその場合は女性ホルモンの分泌が保たれます。

進行した扁平上皮がんと腺がんの標準的治療とオプション

さて、ここまでは細胞診におけるLSILとHSILの範囲、組織診でCIN2~3の中等度~高度異形成および上皮内がんに関する治療法をみてきました。

このレベルの範囲では、まだまだ子宮が温存でき、治療法自体も体や日常生活に負担の少ない方法で治療できることがわかりました。繰り返しになりますが、それだけに早期発見がどれだけ重要かをご理解いただけたのではないでしょうか。

ここから先は、発見された段階で進行期がⅠ期以上であった場合、また種類が腺がんであった場合の診断と治療法をみていきます。

【ⅠA期の治療】

ⅠA期ではまず診断のために子宮頸部円錐切除術が行われます。

円錐切除術後、第一の判定要素が、病変周辺の血管やリンパ管にがん細胞が見られるかどうか（＝脈管侵襲）です。

脈管侵襲が陰性（認められない）で、切除断端が陰性（がん細胞が認められない）であれば以下のいずれかを適用します。

①単純子宮全摘出術あるいは腹腔鏡下子宮全摘出術

②妊娠を強く希望する場合は、円錐切除術のみで最終治療とする。ただし、再発を見逃さないために厳重な経過観察が必要

切除断端が陽性の場合の選択肢はなく、①単純子宮全摘出術あるいは②腹腔鏡下子宮全摘出

術を行います。

子宮頸がんで転移の可能性が大きいのは骨盤リンパ節です。ＩＡ１期では骨盤リンパ節への転移は０〜１％と報告されています。

一方で、脈管侵襲が陽性（とみられる）の場合は、切除断端の状況にかかわらず、①単純子宮全摘出術または③準広汎子宮全摘出術＋骨盤リンパ節郭清を行います。単純子宮全摘術よりも少し広い範囲で摘出し、脈管侵襲が陽性ではリンパ節に転移している可能性があるので骨盤リンパ節郭清をします。

ＩＡ２期では円錐切除後の脈管侵襲の有無を問わず、③準広汎子宮全摘出術＋骨盤リンパ節郭清、あるいは、④腹腔鏡下子宮悪性腫瘍手術（骨盤リンパ節郭清含む）を行います。

ＩＡ１期脈管侵襲陽性あるいはＩＡ２期で妊娠・出産を強く望む場合は、後述するトラケレクトミーを行います。

［ⅠＢ期とⅡ期の治療］

進行期は違うものの、両者ともに適応される治療法として、⑤広汎子宮全摘出術＋骨盤リンパ節郭清、⑥放射線治療、⑦同時化学放射線療法のいずれか、もしくは組み合わせで適用されます。

腫瘍径2センチ以下のＩＢ1期では、腹腔鏡下子宮悪性腫瘍手術（腹腔鏡下広汎子宮全摘出術）の適応となる場合がありますが、手術の際、子宮マニピュレーターを使用せず、腟カフを作成する等、がん細胞を散布させない手術手技上の工夫が必要になります。

ＩＢ期とⅡ期までは⑤広汎子宮全摘出術＋骨盤リンパ節郭清治療が可能とされています。加えて、脈管侵襲が陽性、深い間質浸潤がある、病変(がん)のサイズが大きい場合は、⑤の術後に⑥放射線治療もしくは⑦同時化学放射線療法が、また子宮傍組織（基靭帯）浸潤が陽性、または骨盤リンパ節転移が陽性の場合には⑦同時化学放射線療法が追加されます。

病巣が4センチ以下のＩＢ1期とＩＢ2期、ⅡＡ1期では⑥放射線治療のみ、病巣が4センチ以上のＩＢ3期とⅡＡ2期、そして子宮傍組織への浸潤が見られるⅡＢ期では⑦同時化学放射線療法が、手術をせずにそれぞれ単体で行われることもあります。

両者の進行期における、扁平上皮がんと腺がんでは、同じ方法で治療を行います。

また一般的な基準として、ＩＡ1期で脈管侵襲があるもの、ＩＡ2期とＩＢ1期と診断された方で、妊娠・出産を強く希望される場合は、広汎子宮頸部摘出術（トラケレクトミー）を行って、子宮を温存することができます。しかし、その場合でも、以下の条件が付与されます。

・扁平上皮がん、腺がん、あるいは腺扁平上皮がん（ただし、低分化腺がんを除外する）

・がんのサイズが原則として2センチ以内
・骨盤リンパ節転移や遠隔転移がない
・術後合併症のリスクを承知していること

【Ⅲ期とⅣ期の治療】

この進行期では、がん細胞の浸潤の広がりにより切除することが難しいため、⑦同時化学放射線療法が行われます。また、この進行期における扁平上皮がんと腺がんは同様の治療法が適用されます。

【放射線治療】

子宮頸がんの放射線治療は根治的に行われるもので、同じ進行期と比べ、広汎子宮全摘出術などの手術療法とは生存率や骨盤内再発率に明らかな差異はありません。大きな違いは卵巣機能を残せるかどうか、また術後の排尿機能障害や性交障害などがあるかないかです。子宮摘出術では卵巣を温存することができますが、放射線治療では照射する位置的な理由から卵巣機能が失われてしまいます。一方で、摘出術による合併症（後遺症）とされる排尿障害は放射線治療ではみられませんが、晩期合併症として膀胱や直腸の出血がみられることがあります。

子宮頸がんの放射線治療には体の外から照射する「外部照射」と、放射線を発生する器具を腟から子宮内腔内に挿入して照射する「腔内照射」（図28）があります。外部照射では広い範囲で回数多く25〜28回、5週間程度をかけて行います。一方、腔内照射は隣接する臓器への被曝を抑えながら病変に合計2〜3回程度照射します。

根治を目的とする場合は、この両者の併用が標準的な治療法とされています。

図28
［タンデムとオボイドによる腔内照射のイメージ］

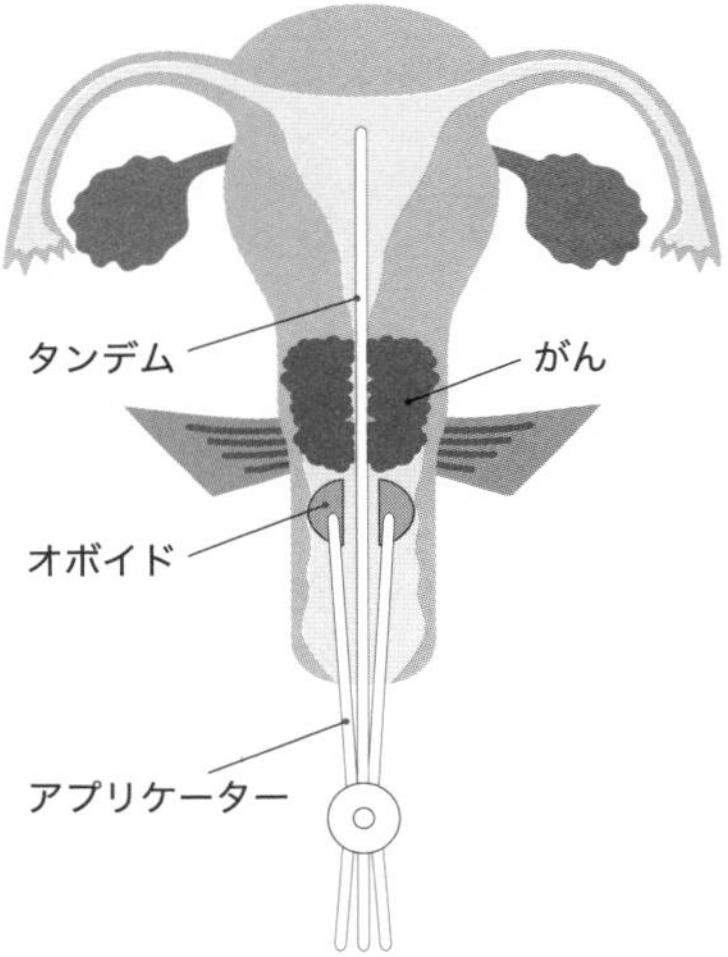

【同時化学放射線療法】（ＣＣＲＴ）

放射線治療と化学療法を同時に行う治療法です。同時に行う目的は、放射線の治療効果を高めて骨盤内の再発率を抑えることと、子宮頸部以外に広がっている可能性のあるがん細胞を抑制することです。

【化学療法】（抗がん剤治療）

現在、子宮頸がんの初回治療として抗がん剤による化学療法を単独で行うことはほとんどありません。同時化学放射線療法の他に術後再発を予防するため、補助化学療法が行われる場合があります。また、病巣の広がりや大きさによって術前化学療法が行われることもあります。

【分子標的治療】

進行や再発した子宮頸がんに対して、全身化学療法を行う際には、ベバシズマブ（アバスチン®）の併用が推奨されています。最近、これらに対して、抗ＰＤ-１抗体（ペムブロリズマブ、キイトルーダ®）の併用も承認され、治療効果が期待されます。

第三章

妊孕性を残す
オプション
としての治療

第二章では子宮頸がんに関する標準的な治療法をみてきました。

ＣＩＮ３の高度異形成から上皮内がん、または上皮内腺がんにおいては、子宮頸部円錐切除術によって子宮を温存し、妊娠・出産を可能にしています。

ここから先は、子宮頸部円錐切除術のみでは治療を望めない進行期である場合の手術療法と、子宮頸部円錐切除術と同様の進行期で行える非手術的な治療法を、オプション的な治療法としてみていきます。

広汎子宮頸部摘出術（トラケレクトミー）

広汎子宮頸部摘出術はトラケレクトミー、それを短縮してトラケと呼ばれることもあります。

近年、子宮頸部前がん病変であるＣＩＮ３ならびに浸潤がんの罹患者の総数は、いずれも増加傾向にあります。そのような中で40歳未満の若年子宮頸がん罹患数、ならびに35歳以後の高齢妊娠や高齢分娩の患者様の増加もあり、この傾向に伴い、妊娠・出産を希望する子宮頸がんの患者数も増加しています。このようなニーズに応えるように、未受精卵や卵巣組織の凍結保存技術の進歩やトラケレクトミーが普及するなど、妊孕性温存のための選択肢も多様化してきました。妊娠・出産を希望する若年子宮頸がんの患者様にとっては子宮を温存することが第一の条件となります。ＩＡ２期からＩＢ１期の進行期において根治を目的とする治療法の準広汎子宮全摘出術や広汎子宮全摘出術では子宮頸部のみならず子宮体部、場合によっては卵管、骨盤内リンパ節までを切除摘出します。子宮全摘出術の時点で根治は望めても妊娠の可能性は絶たれてしまいます。そのような切実な現実に対し、１９８７年にトラケレクトミーが報告されました。

しかし、広汎子宮頸部摘出術（トラケレクトミー）は非常に高難度で、腹腔鏡下広汎子宮全摘出術、腹腔鏡下傍大動脈リンパ節郭清術とならび、日本産科婦人科学会が高難度手術に指定している３つの術式のひとつです。

【手術の内容】

トラケレクトミーは次ページ図29のように、子宮頸部を切除し、その上部（子宮体部）と下部（腟壁）をつなげる方法です。この手術は開腹で行う方法（腹式）、腟側から行う方法（腟式）、腹腔鏡で行う方法の３種類があります。

病巣のある子宮頸部を水平に、また子宮頸部に加え、子宮を支える基靭帯や腟壁の一部も併

図 29 ［広汎子宮頸部摘出術の方法］

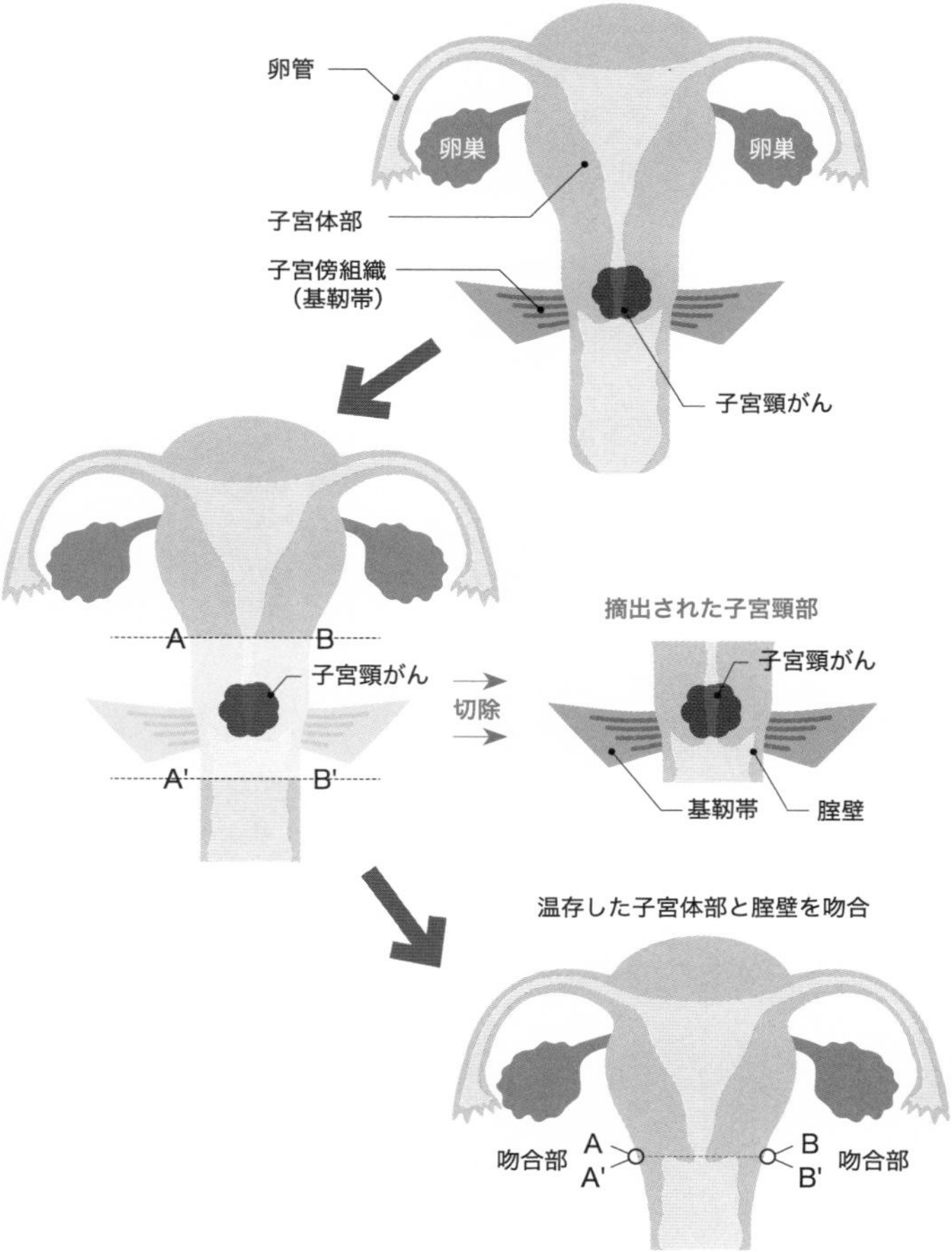

せて切除します。また広汎子宮全摘出術と同じように、骨盤内リンパ節郭清も行います。そして切除後は、子宮体部側の頸管断端と腟断端の吻合を行い、手術を終えます。

［妊孕性］

トラケレクトミーは、円錐切除術や子宮全摘出術のような標準的治療ではありません。挙児希望の強い若年層の症例で、ＩＡ２期からＩＢ１期、もしくはＩＡ１期で脈管侵襲がある場合に適用する、妊孕性を重視した根治的治療法です。その後の妊娠率は、腟式で行った場合、妊娠を試みたうちの38％、方法にかかわらず全体としては21〜24％にとどまっています。全体の数字が下がっている理由には腹式で行った場合の妊娠率が10％と非常に低いことがあり、その原因として、腹式では腫瘍径が大きい症例が含まれるため、頸部の摘出量が多く、術後の頸管短縮と頸管粘液の分泌低下も関与していると考えられています。

また、トラケレクトミー後の妊娠では、頸管狭窄や子宮頸管粘液の減少が不妊の原因となり、体外受精や生殖補助医療が必要になる場合が多いという報告もあります。

妊娠した場合の流産や早産のリスクも低くはありません。腹式のトラケレクトミーを行った場合で、妊娠初期での流産は14％、中期での流産は14％、そして後期における早産（帝王切開）

が72％という報告があります。

当院では35例の子宮頸がんに対して、トラケレクトミーを行い、妊娠を試みた症例10例中6例が9回妊娠（妊娠率60％）、そのうち2例が初期と中期で流産（流産率22％）、5例が帝王切開で7回分娩、7回中4回（早産率57％）は早産（29～35週）しています。腹式手術としては、かなり高い妊娠・分娩率がえられています。

分娩については帝王切開術が必要となり、緊急で行うことが多いということ、早産や低出生体重児に対応できる設備や体制が必要であり、妊娠週数に応じた出生児の未熟性に伴う障害が発生する可能性があるということを理解しておく必要もあります。

当院では、さまざまなケースに対応できるよう、東京慈恵会医科大学附属病院の母子医療センターと連携をしています。

妊孕性を重視した術式ではありますが、手術時に子宮頸部切除断端が陽性だったり、リンパ節転移が陽性だったなどの理由で、術中に広汎子宮全摘出術に変更される場合があります。その数字として10～13％が報告されています。

また、術後の病理検査によって、再発の中リスクや高リスク因子が認められた場合に化学療法などを追加され、妊孕性が低下する可能性もあります。

［適応］

適応に関してはさまざまな意見があるものの、一般的な基準として以下のものが挙げられます。

① 妊孕性温存を強く望んでいる
② ＩＡ2期からＩＢ1期である
③ ＩＡ1期で脈管侵襲がある
④ 腫瘍径は原則として2センチ以下である
⑤ 明らかな骨盤リンパ節転移や遠隔転移がない
⑥ 組織型が扁平上皮がん、腺がん、腺扁平上皮がんである
　ただし、低分化腺がんを除外する

腫瘍径に関しては症例によって適用の幅がみられることがあります。

当院では、骨盤部ＭＲＩで腫瘍サイズを3次元計測し、腫瘍横径が3センチ以下、頸管側進展（縦径）が2センチ以下の腫瘍で、早産リスクを少しでも減らすため、予定頸部切除ラインが内子宮口よりできれば10ミリ、少なくても5ミリ下方の産科学的セーフティーマージン（図30の↓部分）を確保し、かつ腫瘍からは5ミリ、できれば10ミリ上方の腫瘍学的セーフティーマージン（図30の↑部分）がとれる症例を適格としています。

図 30
［当院におけるセーフティーマージンをとった子宮頸部切断位置の決め方］

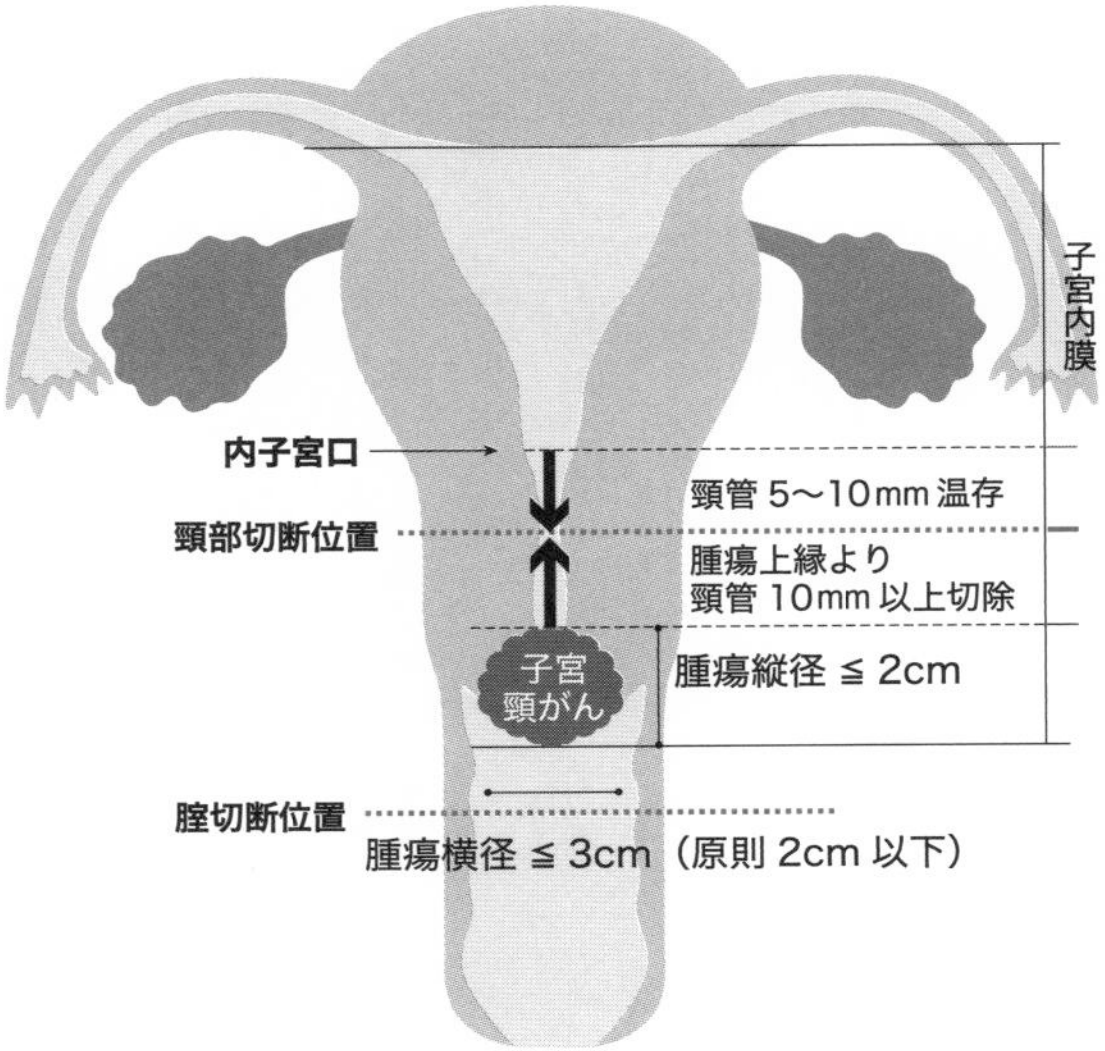

また、トラケレクトミーの手術中に行われる迅速病理診断で、

① 骨盤リンパ節（センチネルリンパ節生検）

② 摘出頸部切除断端

のいずれかが陽性（がん細胞が見つかった）の場合は、手術中にその場で子宮を温存できるトラケレクトミーから広汎子宮全摘出術に切り替えられます（112ページ図31）。

そのため、トラケレクトミーの手術説明同意書では、予定している手術の名称と方法が「広汎子宮頸部摘出術、骨盤内リンパ郭清術」とあっても、「術中迅速病理診断でリンパ節転移や摘出頸部切除断端陽性の場合は広汎子宮全摘出術に変更します」と明記されています。

また、当院で行うトラケレクトミーでは、PET／CTを術前に行い、リンパ節転移や遠隔転移の有無を術前に予測し、適切な対応で手術に臨んでいただいています。

［腫瘍径と術後再発リスク］

当院では、妊孕性温存を希望する39例の子宮頸がんに対して、トラケレクトミーを予定し、4例がセンチネルリンパ節転移陽性のため、術中に広汎子宮全摘出術に変更となりました（術中術式変更率＝10％）。

また、2006年より開始した腹式に加え、2018年より腹腔鏡補助下トラケレクトミーを導入し、2022年3月現在6例を実施しました。これを含め、当院で行ったトラケレクトミーは、FIGO2008年進行期分類上、ＩＡ1期4例、ＩＡ2期2例、ＩＢ1期27例、ＩＢ

図 31［広汎子宮頸部摘出術と広汎子宮全摘出術における切除範囲の相違点］

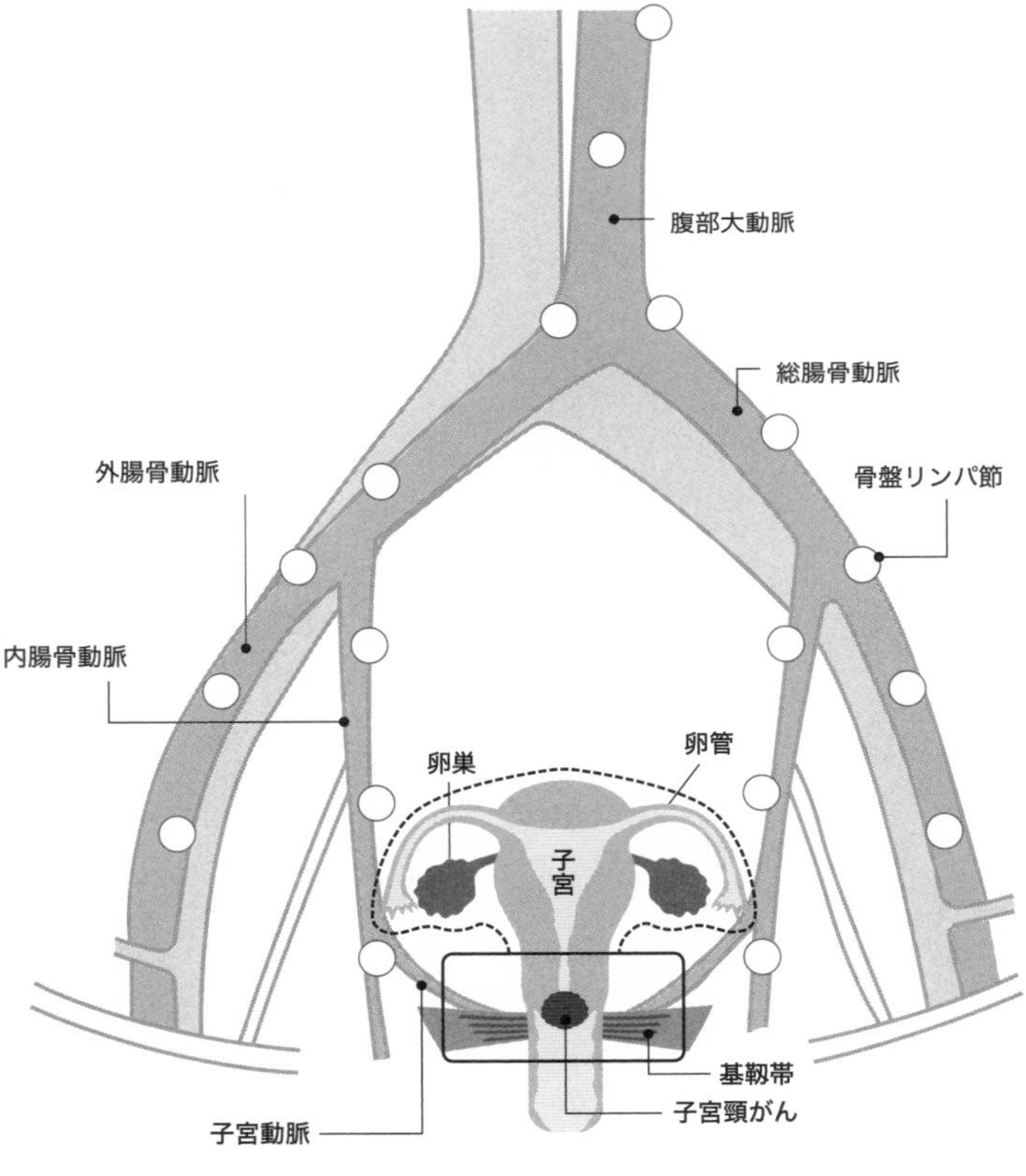

[実線] トラケレクトミー（広汎子宮頸部摘出術）
[実線および点線] 広汎子宮全摘出術

2期2例の計35例を行いました。これらの組織型は扁平上皮がん22例、腺がん8例、腺扁平上皮がん3例、神経内分泌がん2例でした。対象となる年齢は23～42歳、腫瘍径は2センチ以内、境界域として2～3センチです。文献では、トラケレクトミーの再発率は2～4％と報告されていますが、術式と腫瘍径等により異なり、腫瘍径が2センチを超えると腟式トラケレクトミーの再発率は17～22％と、腹式トラケレクトミーの6～7％（リンパ節転移等の術後再発リスク因子が加わると14％）よりも明らかに高い傾向を示し、2センチを超える大きい腫瘍では、センチネルリンパ節生検を併用する腹式トラケレクトミーの方が術後再発リスクが低いと考えられます。当院のトラケレクトミーの観察期間が最長16年、平均7年7カ月で、約半数の症例は腫瘍径2センチを超えていました。腫瘍径3センチの扁平上皮がん、ならびにリンパ管侵襲を伴う腫瘍径1センチの低分化腺がんの手術後2年以内に骨盤内再発を認めて同時化学放射線療法を行った例が1例ずつありました。また、腫瘍径3.7センチの扁平上皮がん術後3年7カ月目に肺転移を認め、肺腫瘍切除＋化学療法を行い、完治した1例がみられました。しかし、子宮の局所再発は1例も認められず、トラケレクトミーの手技に伴う骨盤内中央部の再発リスクは低いと考えます。手術適応を腫瘍径2センチ以内に限定している腹腔鏡手術症例では、再発は認めていません。また、腫瘍径が2センチを超え、深い頸部間質浸潤、脈管侵襲陽性など術後再発リスクが中リスク以上の場合、術後化学療法を行うことが推奨されます。

［合併症］

トラケレクトミーでは、以下のような術後合併症がみられる場合があります。

●頸管狭窄

子宮頸部の通路が狭くなった状態のことですが、子宮頸部を切除しているため、吻合部に新たに作った子宮口と腟とを繋ぐ部分が狭くなっていることになります。これにより、まれに子宮体部に血液や膿がたまることがあります。頸管狭窄は、合併症として最も発生する可能性が高く、その頻度は10～15％といわれています。

●排尿障害

広汎子宮全摘出術と同様に、子宮傍組織（基靱帯）を切除する際に、膀胱の自律神経を傷つける可能性があります。その際に、膀胱や尿道の機能が一時的に低下し、尿意（溜まった感じ）が感じられない、尿を排出しにくいなどの症状が一時的に出るものです。当院では、膀胱をコントロールする骨盤神経をできる限り温存する術式を採用しています。

●尿路感染

術後一時的な膀胱機能の低下により残尿が増加し、膀胱炎が生じることがあります。

●リンパ浮腫

骨盤内リンパ節郭清により、下肢にリンパ液が溜まってしまうことによって足のむくみ、リンパ浮腫などが生じることがあります。このリンパ浮腫の合併症を軽減することを目指して、当院では臨床研究としてＩＣＧという薬品を用いて、センチネルリンパ節生検を行っています（図32）。光ったリンパ節を生検し、術中迅速病理診断を行い、がんのリンパ節転移が認められた場合、広汎子宮全摘出術に術式を変更します。リンパ節に転移がなければトラケレクトミーを行います。現在は、センチネルリンパ節生検後、骨盤リンパ節の系統的（バックアップ）郭清を行っ

図 32［センチネルリンパ節生検］

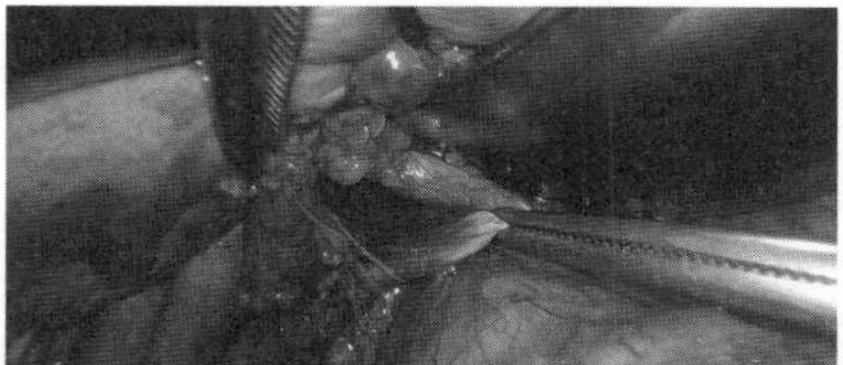

センチネルリンパ節生検前

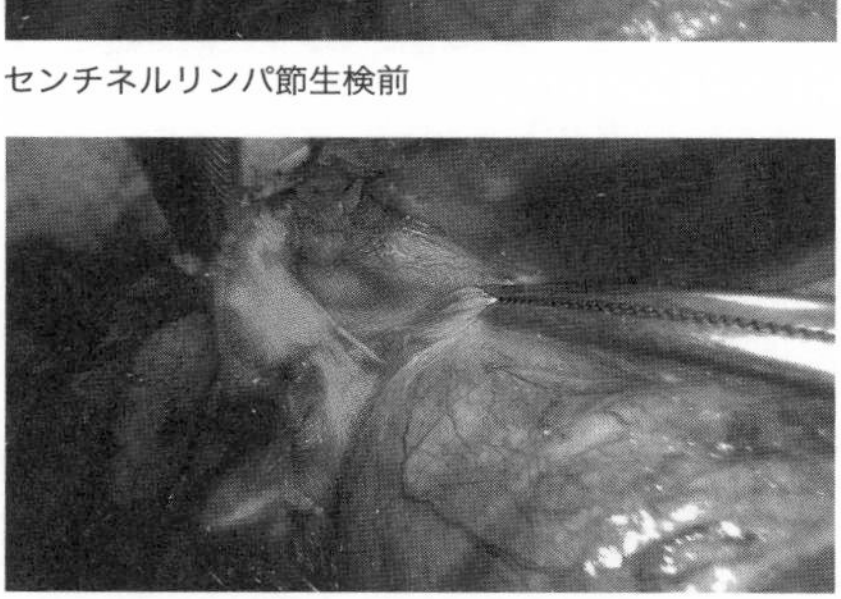

反応した場合は、写真のように光り（類似蛍光）、その部分の術中病理検査を行う

ていますが、データの集積で良好な成績が確認されれば、センチネルリンパ節生検の結果に基づいたナビゲーション手術に移行することにより、手術時間の短縮とリンパ浮腫の軽減が期待されます。

●後腹膜貯留囊胞

手術によってできた後腹膜にリンパ液などの液体が溜まった状態です。

●骨盤内感染

頸部切除により頸管粘液の分泌が減少し、逆行性感染により卵管炎や卵管溜膿腫などの骨盤内感染が生じることがあります。

●子宮性無月経

子宮内膜の機能障害により月経が起こらない状態です。

●子宮留血症

頸管狭窄により子宮腔に月経時の血液が溜まってしまうもので、稀にみられることがあります。

●月経困難症

月経に伴い、下腹部痛や腰痛、頭痛や吐き気などが稀にみられることがあります。

妊孕性温存可能な広汎子宮頸部摘出術（高難度手術）リンパ浮腫軽減可能なセンチネルリンパ節生検の有用性

Harano N, Sakamoto M, Fukushima S, Iwai S, Koike Y, Horikawa S, Suzuki K, Narui C, Matsuoka K, Ozeki O, Iwaya K, Umayahara K, Tanaka T, Okamoto A. Clinical Study of Sentinel Lymph Node Detection Using Photodynamic Eye for Abdominal Radical Trachelectomy. Current Oncology (2021), 28(6), 4709-4720, Accepted on November 13th (IF=3.67)

腹式広汎子宮頸部摘出術（トラケレクトミー）における PDE を用いたセンチネルリンパ節生検の有用性の検討

本研究は子宮頸がんにおける妊孕性温存手術である腹式広汎子宮頸部摘出術(ART)において、インドシアニングリーン(ICG)を用いたセンチネルリンパ節（SLN）生検が骨盤リンパ節転移の状態をどれだけ正確に反映しているかに関する、また、妊娠・分娩と腫瘍学的予後に関する臨床的検討である。対象は 2009 年から 2021 年に杏雲堂病院で行った子宮頸がん IA2-IB2 期(FIGO2008）の患者である。 ART を行う前に ICG を子宮頸部に局注し、術中に Photodynamic eye（PDE）を腹部にあて、光っているリンパ節を SLN として同定し摘出をする。術中迅速診断にて転移の状況を調べ、SLN 転移陽性であれば広汎子宮全摘出術（RH）と系統的骨盤リンパ節郭清に移行し、全て陰性であれば ART と系統的骨盤リンパ節郭清を行った。SLN の同定率、感度、偽陰性率を調べた。妊孕性温存希望の 30 人の患者のうち、4 人（4/30=13.3%）が術中迅速診断にて SLN 転移陽性となり、RH に術式変更した。残りの 26 人(26/30=86.7%）は術中迅速診断にて SLN 転移陰性であったため ART を行った。30 人全例において両側の SLN 同定が可能であった（同定率 100%)。SLN 転移陰性であった 26 人のうち、2 人に術後の病理検査にて 2mm 未満の微小転移が閉鎖リンパ節に見つかった（偽陰性率　2/26 = 7.7%、陰性反応的中率 24/26 = 92.3%)。RH に術式変更した 4 例に関しては術後の病理診断でも術中迅速診断で陽性となった同部位に転移を認めた。(感度 4/4=100%)。 術後 3 年での全生存率は 94.1%、無増悪生存率は 90.4% であった。9 人が術後妊活を行い、4 人が妊娠し、うち 3 人が出産した。以上の結果より、ICG を用いた SLN マッピングは同定率、感度が高く、偽陰性率が低いため、妊孕性温存を希望する患者に対し、SLN マッピングを用いた ART は施行可能であり、骨盤リンパ節転移の状態を正確に反映していると言える。この成果は、子宮頸がんのセンチネルリンパ節生検を用いた navigation surgery への移行を支持する。

2センチの子宮頸部扁平上皮がん、術後3年で第一子を出産

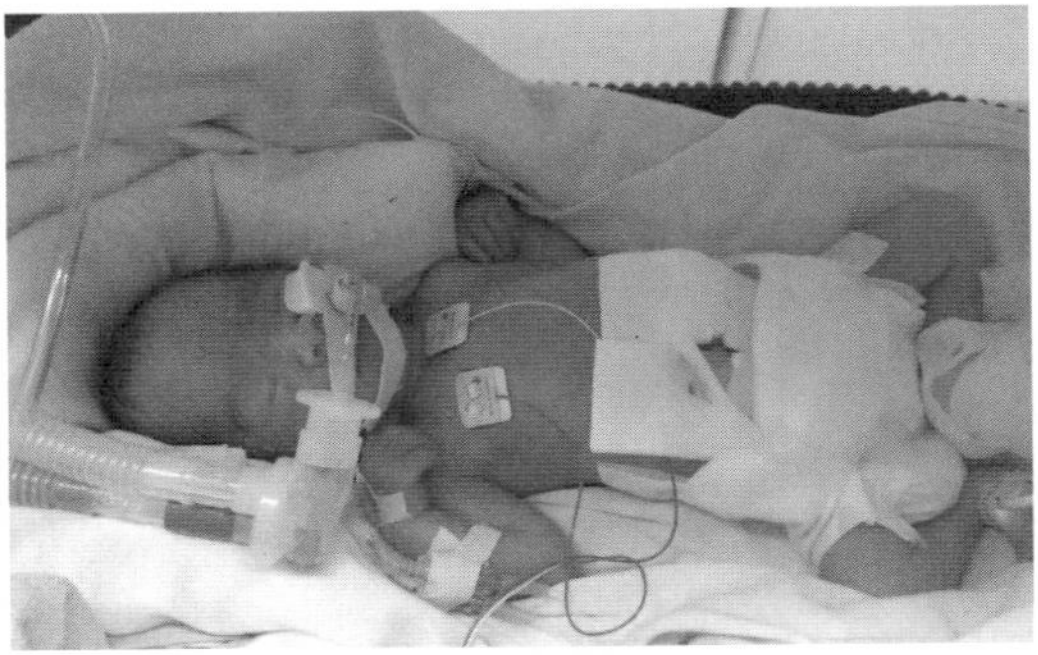

生後翌日

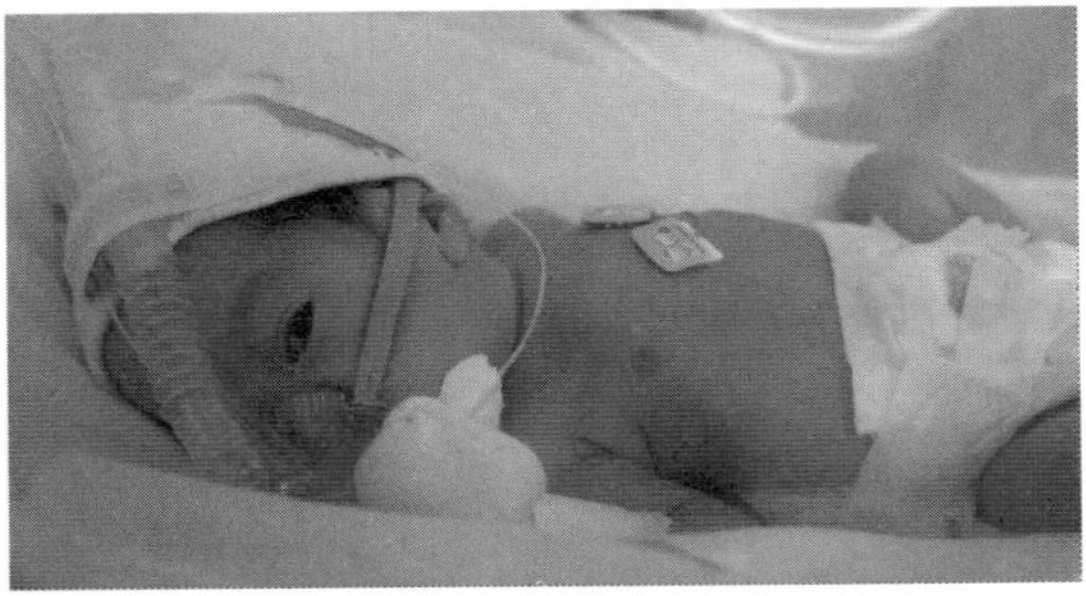

生後1カ月

MMさん・当時26歳

2012年　子宮頸がんⅠB1期、腫瘍径は2cmの子宮頸部扁平上皮がんでトラケレクトミーを施行（化学療法等による追加加療なし）

2015年　第一子を東京慈恵会医科大学附属病院 母子医療センターにて帝王切開で出産

一般的なトラケレクトミーの適応となるケースでした。

26歳でトラケレクトミーを施行。術後は順調に回復し、2年目には妊娠、3年目には30週で1365グラムの第一子を帝王切開により出産されました。この点においては、術後から比較的早期に出産に至ったケースです。

MMさんはトラケレクトミーの術後10年が過ぎた現在も再発はなく、ご家族と一緒に元気に過ごされています。

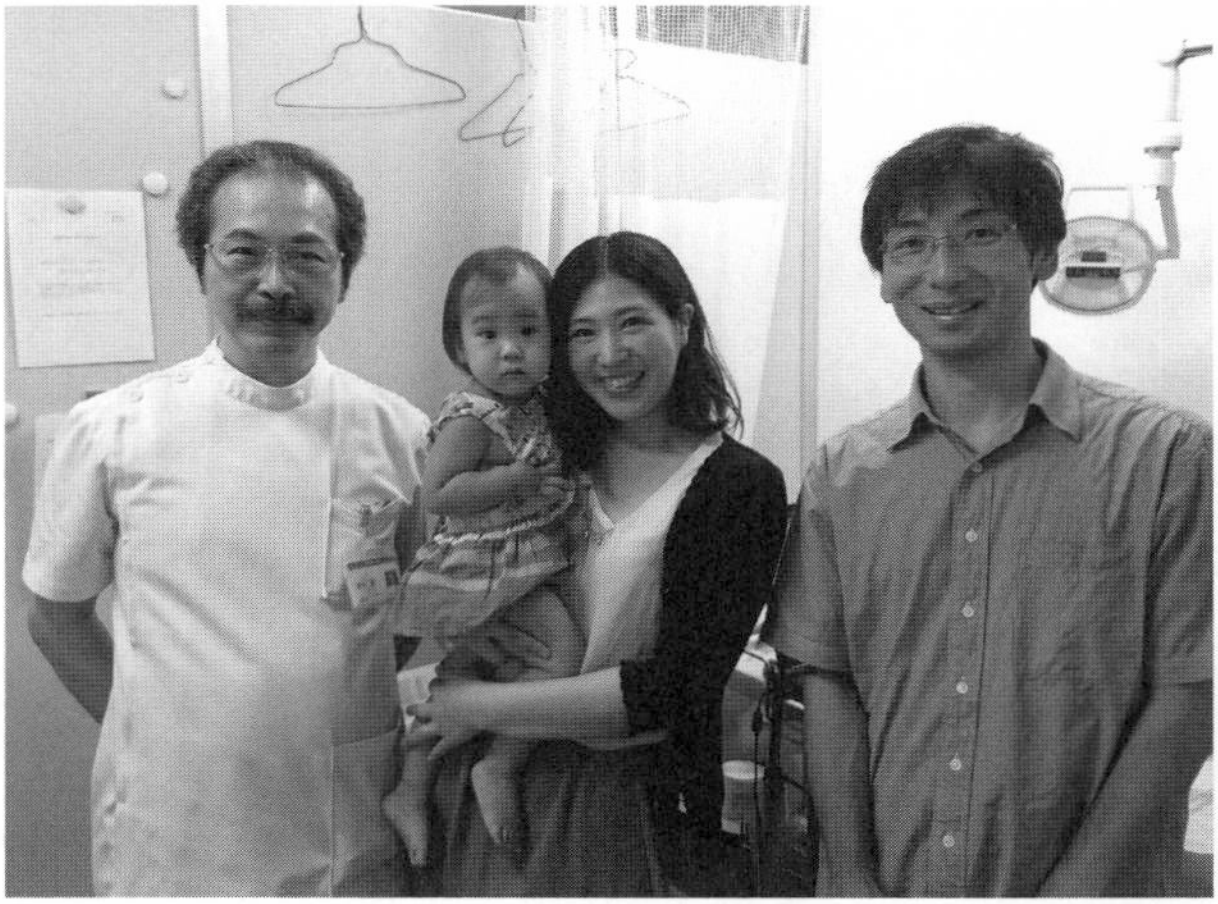

1歳半に成長したお子さんと一緒に来院

トラケレクトミー術後、病理検査で骨盤リンパ節に転移が見つかりＣＣＲＴ(同時化学放射線療法)が必要なところ、化学療法のみで再発せず出産へ

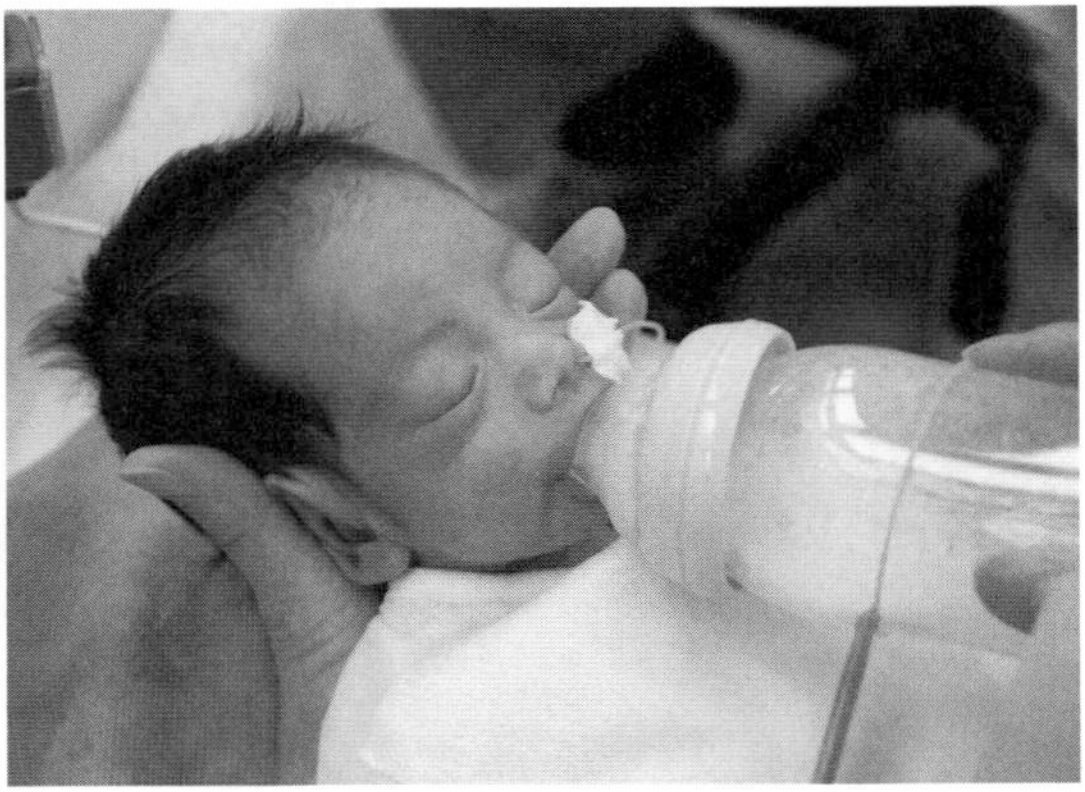

生後2カ月目

FKさん・当時31歳

2007年　子宮頸がんＩＢ1期でトラケレクトミー施行。術後、骨盤リンパ節転移が見られたため、一般的にはCCRTが適応となるが、術後化学療法のみを施行。CCRTでは出産が不可能になっていたところ、トラケレクトミー後に化学療法追加によって再発することもなく出産できた貴重な症例

2012年　第一子を妊娠32週（男児・1697g）、東京慈恵会医科大学附属病院 母子医療センターにて帝王切開で出産

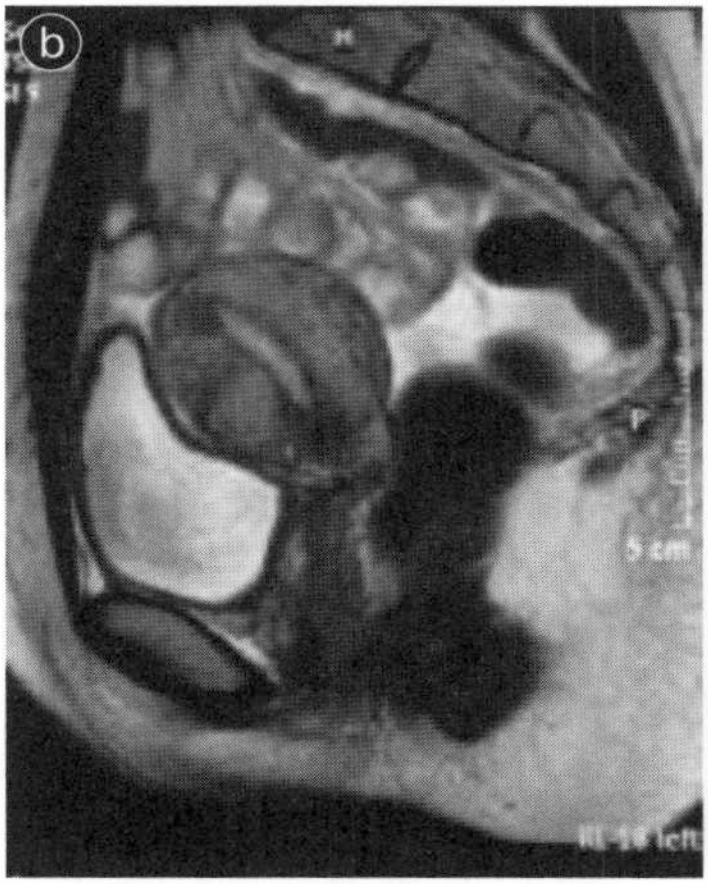

トラケレクトミーから１年後の単純MRI

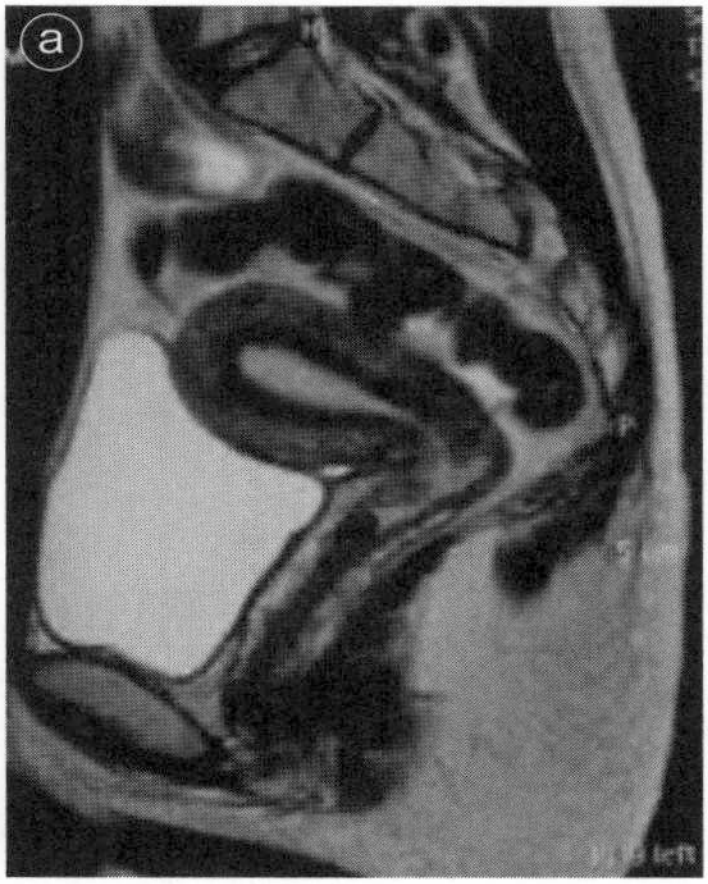

トラケレクトミー術前

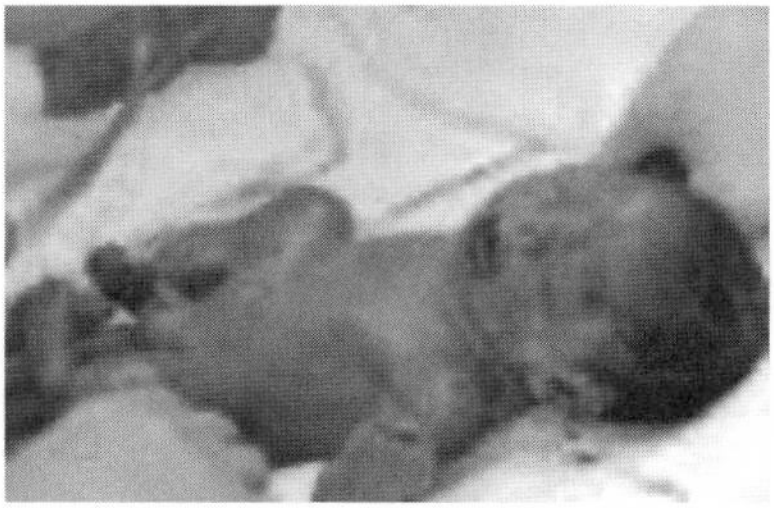

トラケレクトミー施行から５年後に第一子誕生。
出生直後のため、赤ちゃんの顔面や身体には胎脂が付着している

トラケレクトミーの適応としては
例外的な３センチの
子宮頸部腺扁平上皮がん、
44歳で第一子、47歳で第二子出産

通常、腫瘍径３センチ以上ではトラケレクトミーを行いません。ＣＭさんの場合は、妊娠・出産の強いご希望があり、再発リスクを承知の上でトラケレクトミーを施行しました。

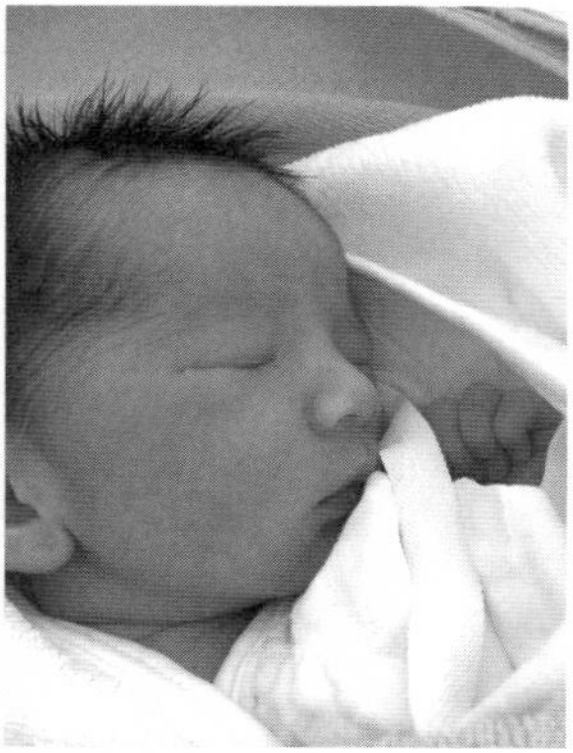

44歳で出産した第一子

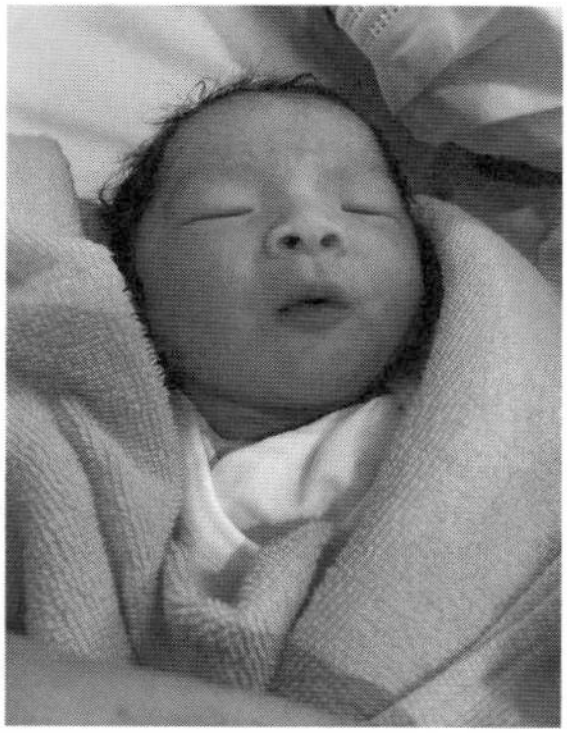

47歳で出産した第二子

CMさん・当時36歳

2011年　子宮頸がん(腺扁平上皮がん)ⅠB2期、腫瘍径は約3センチと大きいが、トラケレクトミー施行。再発中リスクのため、術後に補助化学療法を施行。7年間再発はなく、体外受精にて妊娠に至る

2018年　第一子を妊娠38週、東京慈恵会医科大学附属病院 母子医療センターにて帝王切開で出産

2021年　第二子を妊娠38週、同大学病院 母子医療センターにて帝王切開で出産

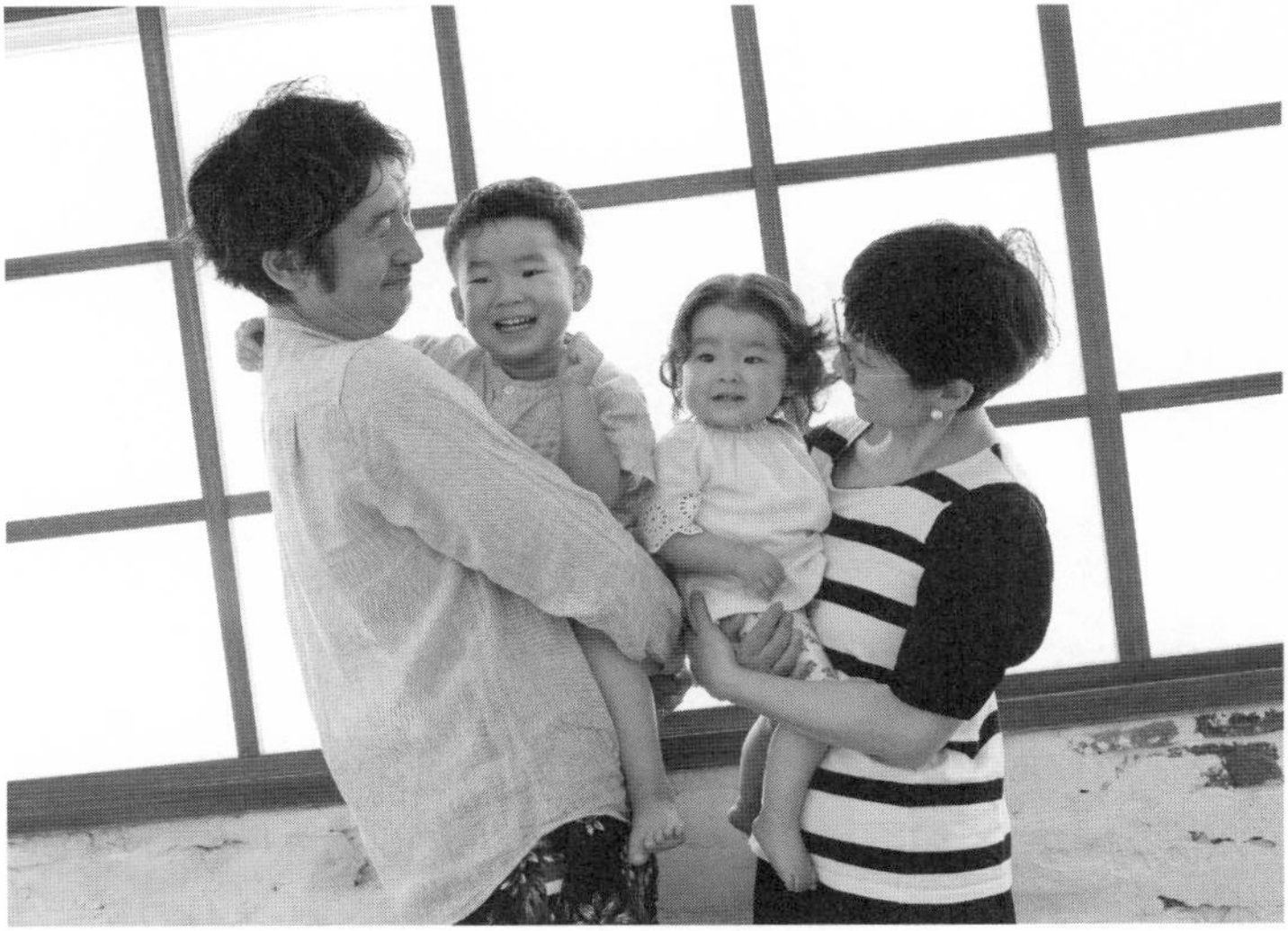

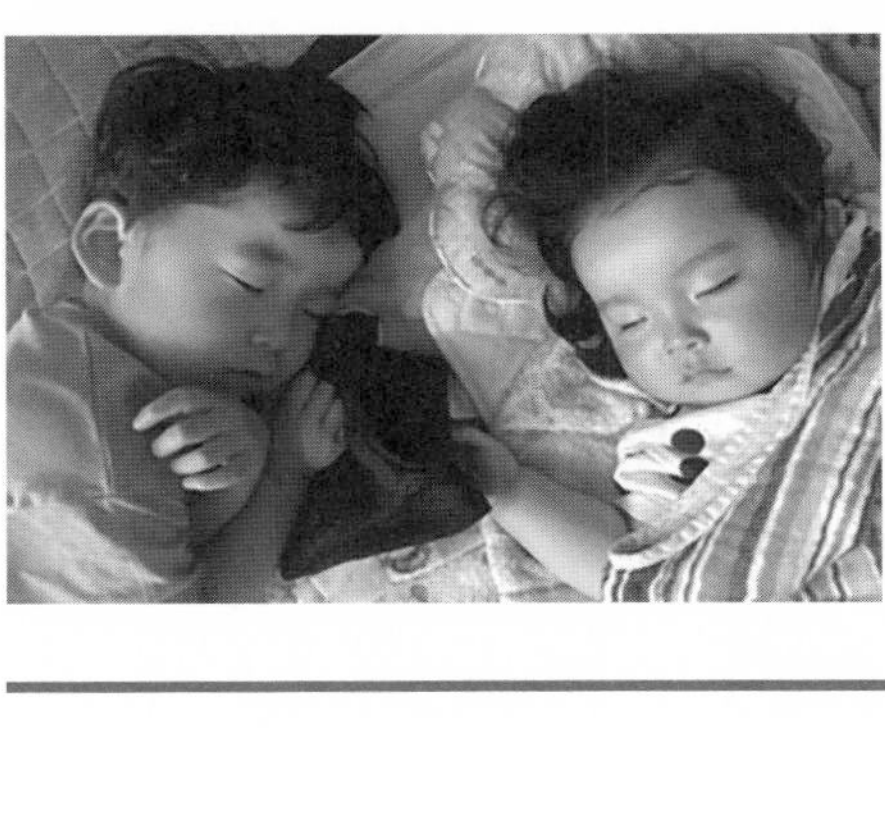

2022年撮影のご一家。健やかに成長されたお子さんたち。お兄ちゃんは3歳、妹さんは1歳に

１２５ページの写真①と②は術前に撮影したもので、①は単純ＭＲＩ画像、②は造影剤を投与したＭＲＩ画像です。②の矢印で示されている白い部分が造影増強効果を示す腫瘍で、スケールと照らし合わせると3センチ程度の大きさです。

③と④は術後に撮影したもので、③は単純ＭＲＩ画像、④は造影剤を投与したＭＲＩ画像です。術前と比べると、がんを含む子宮頸部が切除され、子宮体部が下の腟に吻合されています。また④では、②の矢印で示した腫瘍が切除されているのがわかります。子宮部分は良好に造影されており、体部の血流が良いと判断できます。

⑤（⑤〜⑦は１２７ページ）はトラケレクトミーで切除した子宮頸部で、中央上方が子宮頸部、下方が腟壁、両サイドが基靭帯です。⑥は⑤の12時方向を切開して内部が見えている状態です。また、トラケレクトミーでは、子宮頸部の摘出のみではなく、骨盤リンパ節も郭清します。ＣＭさんの手術では、⑦のようにリンパ節を切除しています。ＣＭさんの腫瘍はサイズが大きく、組織型が腺扁平上皮がんだったこともあり、術後に再発予防のために化学療法を行いました。その後7年間は再発がなく、体外受精にて妊娠されました。

〔術後〕

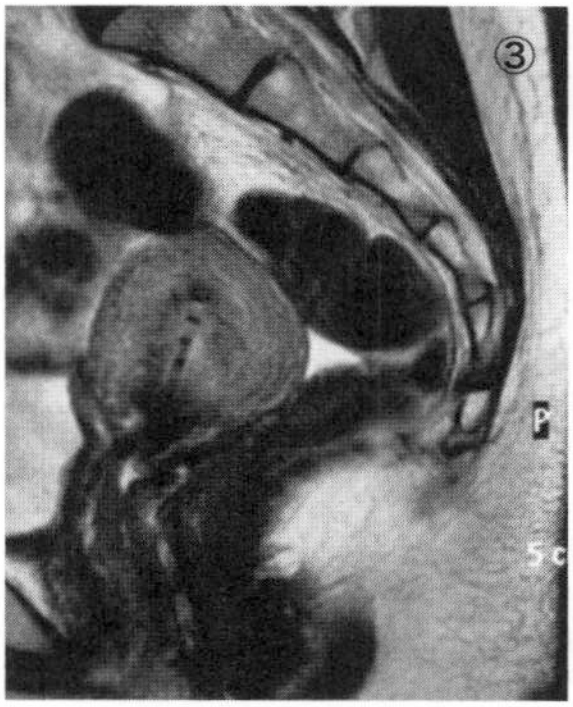

トラケレクトミー術後の単純 MRI 画像

〔術前〕

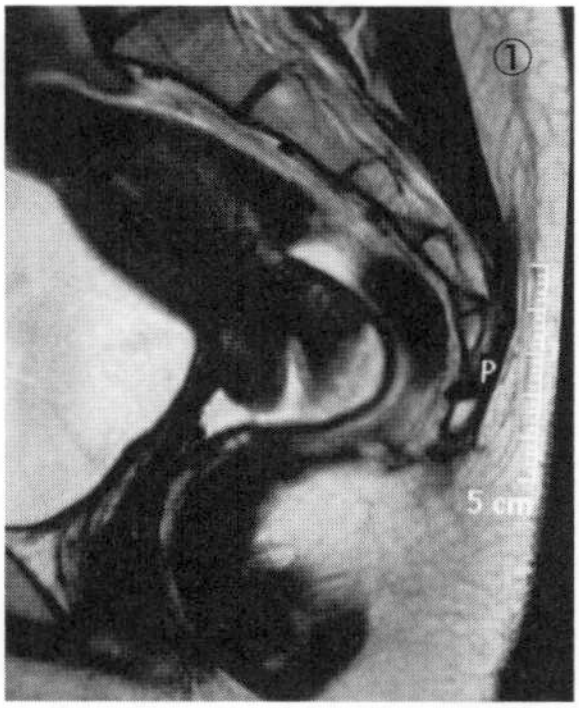

トラケレクトミー術前の単純 MRI 画像

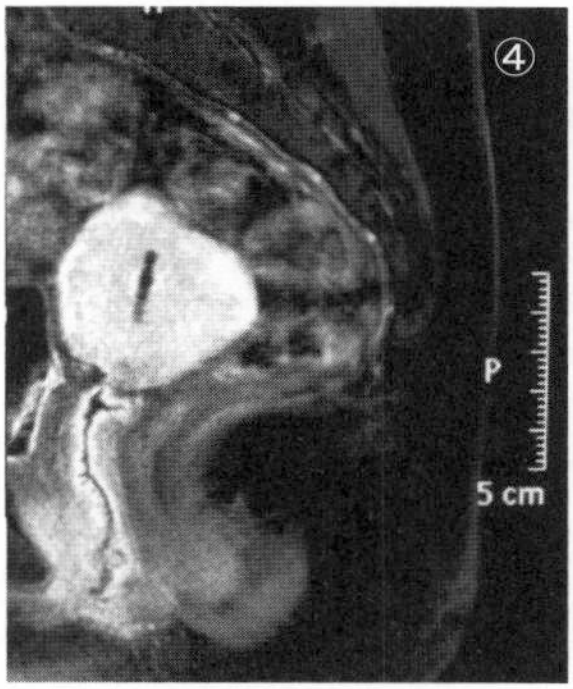

トラケレクトミー術後の造影剤を投与して撮影した画像

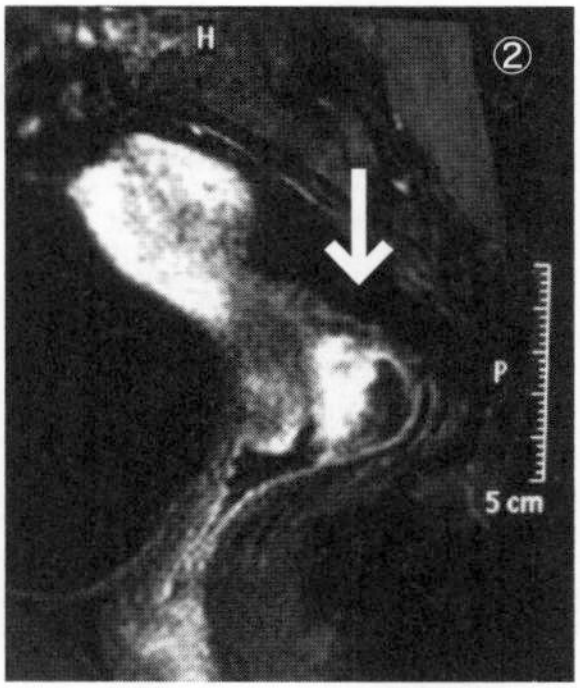

トラケレクトミー術前の造影剤を投与して撮影した画像

当院でトラケレクトミーを施行された患者様は、妊娠した場合、提携先である東京慈恵会医科大学附属病院の母子医療センターで妊娠・出産の管理をしていただきます。

ＣＭさんは術後8年目に38週で２９４０グラムの第一子を、その3年後には38週で２８３０グラムの第二子を帝王切開で出産されました。

ご紹介したＣＭさんのケースでは、腫瘍径が大きかったため、術後再発中リスク群として、化学療法を施行した結果、再発がなく経過し、８年目には高齢出産でもかなり高齢で第一子を出産したこと、またその3年後には第二子も出産できたことなど、多くの良い結果を得られました。

このケースは特に、子宮頸がんの若年化や出産年齢の高齢化が進むなか、トラケレクトミーの適応基準の検討課題になりますが、妊娠・出産を望む患者様の希望となる症例です。

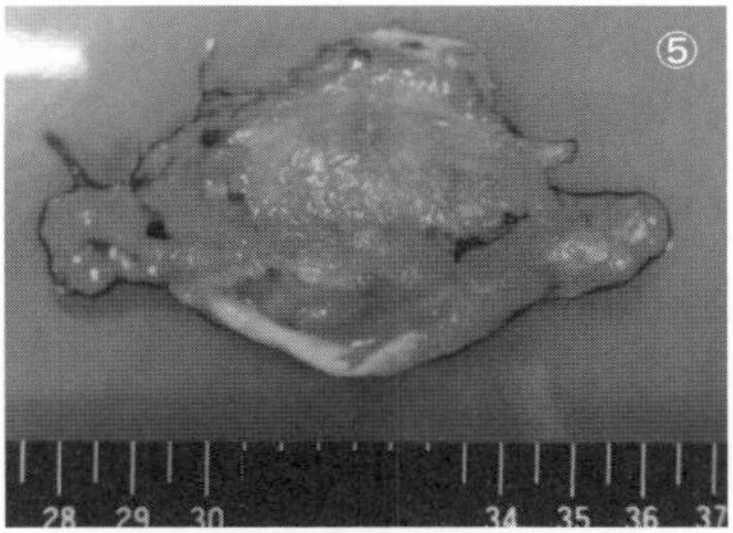

12 時方向 頸部切開前

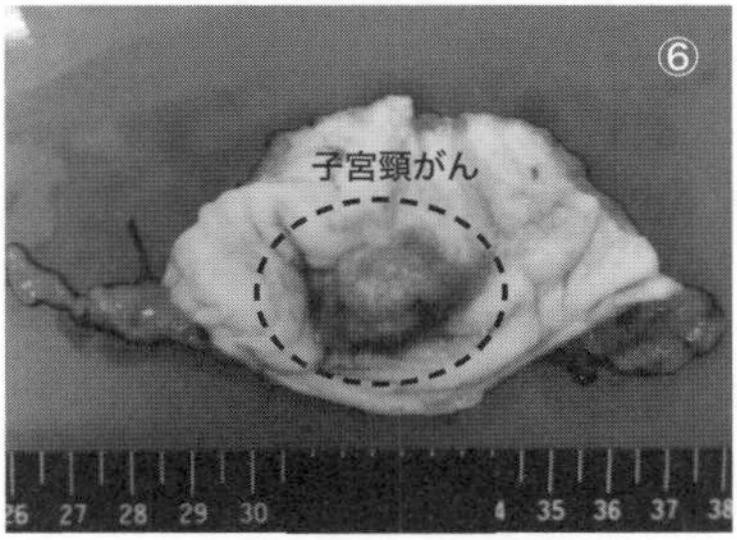

12 時方向 頸部切開後

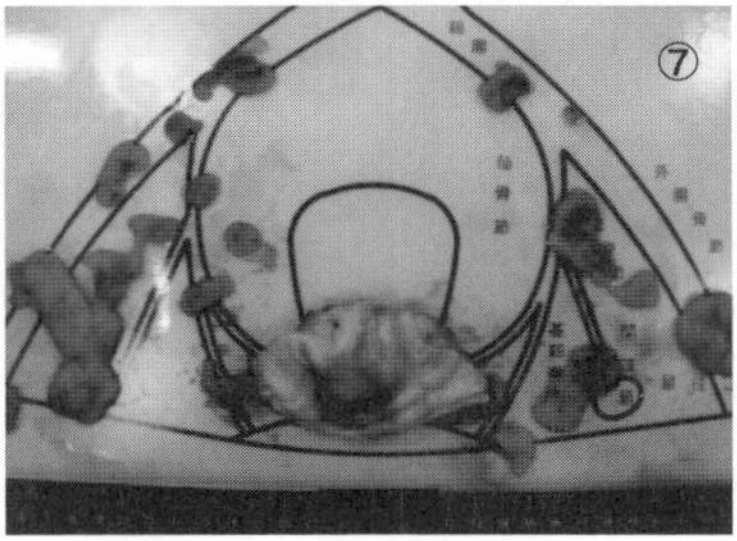

子宮頸部とともに
切除した骨盤リンパ節

光線力学療法PDT

次に紹介するのは、オプションとして非侵襲的な（子宮頸部をメスで切らない）子宮温存治療法です。

妊娠・出産を可能にするために子宮体部を残すだけでなく、子宮頸部も切除することなく、腫瘍親和性光感受性薬剤とレーザー照射を組み合わせて光化学反応により子宮頸部腫瘍を治療するという方法です。光線力学療法（Photodynamic Therapy）の頭文字をとって一般的にはPDTと呼ばれます。

1980年代、子宮頸部早期がんが増加し、上皮内がんならびに前がん病変である異形成が若年層にも増加する傾向にありました。100％完治できる子宮摘出術では妊娠・出産の可能性を失ってしまうため、若年の患者様が妊孕性を温存できるような非手術的な治療法が切望されていました。

そこでまず開発されたのが二酸化炭素を利用した炭酸ガスレーザーやイットリウム・アルミニウム・ガーネット（Yttrium Aluminum Garnet）を利用した固体レーザーのYAGレーザーでした。いずれもレーザーの高熱を利用した治療法であったため、病変を含む正常子宮頸部組織を消失させてしまいます。子宮頸部では頸管の形状と機能が妊孕性に関連を持つといわれているため、それでは妊孕性温存のためには不適切ということで、これらの影響を排除する必要がありました。

そのような時にパルスレーザーの一種であるエキシマ・ダイ・レーザー（ＥＤＬ）に着目。組織深達度が高く、正常組織にほとんど影響せず、がん細胞を選択的に消滅できる点で、当時は最も理想的な治療法と考えられました。

合わせて、照射するにあたり、その器具となるコルポスコープをオリンパス光学工業（現オリンパス）と当院とで共同開発をしました。ここで開発されたＰＤＴ専用コルポスコープは、子宮頸部の病変を観察しながら、エキシマ・ダイ・レーザーを照射できるようにレーザー照射用導入光路を持つものです。

子宮頸部初期がんおよび異形成が保険適用として行えるようになったのが１９９５年のことです。

［ＰＤＴのメカニズム］

ＰＤＴはさまざまな経緯で開発された、腫瘍親和性光感受性薬剤とレーザー照射を併用する治療法です。

腫瘍親和性光感受性薬剤とは、腫瘍に集積できる性質を持ち、光を受けると光化学反応を起こす薬剤です。現在、PDTに利用される腫瘍親和性光感受性薬剤には「フォトフリン」と「レザフィリン」の2種類が厚生労働省によって承認されています。子宮頸部腫瘍に対しては、フォトフリンのみが保険適用であり、レザフィリンはまだ未承認であるため保険適用を目指して治験中です。

腫瘍親和性光感受性薬剤は、がん細胞に多く集積し、正常な細胞には集まらない性質、つまり腫瘍親和性を持っています。この腫瘍親和性光感受性薬剤を静脈内に投与すると、選択的に腫瘍細胞に取り込まれます。正常な細胞と比べるとその量は数倍にもおよびます。

近年まで、この2種類の腫瘍親和性光感受性物質のうち、フォトフリンを用いたPDTが主流であったため、ここからの説明はフォトフリンを、またレーザー照射の機器としてはエキシマ・ダイ・レーザーとPDT専用コルポスコープの2種類を使用する前提で進めます。

フォトフリンは子宮頸部の正常細胞であると細胞外に48〜72時間で排泄され、細胞内濃度が低下していきますが、腫瘍細胞では排泄されにくく高濃度で維持されます。この性質を利用して、PDTではまずフォトフリンを静脈注射し、その48〜72時間後に専用のコルポスコープを利用してレーザー照射を行います。

この照射によって、フォトフリンは励起状態になります。励起状態とは高いエネルギーを持った状態で、このエネルギーによって活性酸素が生じ、その強い酸化作用で腫瘍細胞内のミトコンドリアなど微細な細胞内小器官を酸化・変性させることでアポトーシスによる細胞死を誘導し、腫瘍細胞を消滅させます（図33）。

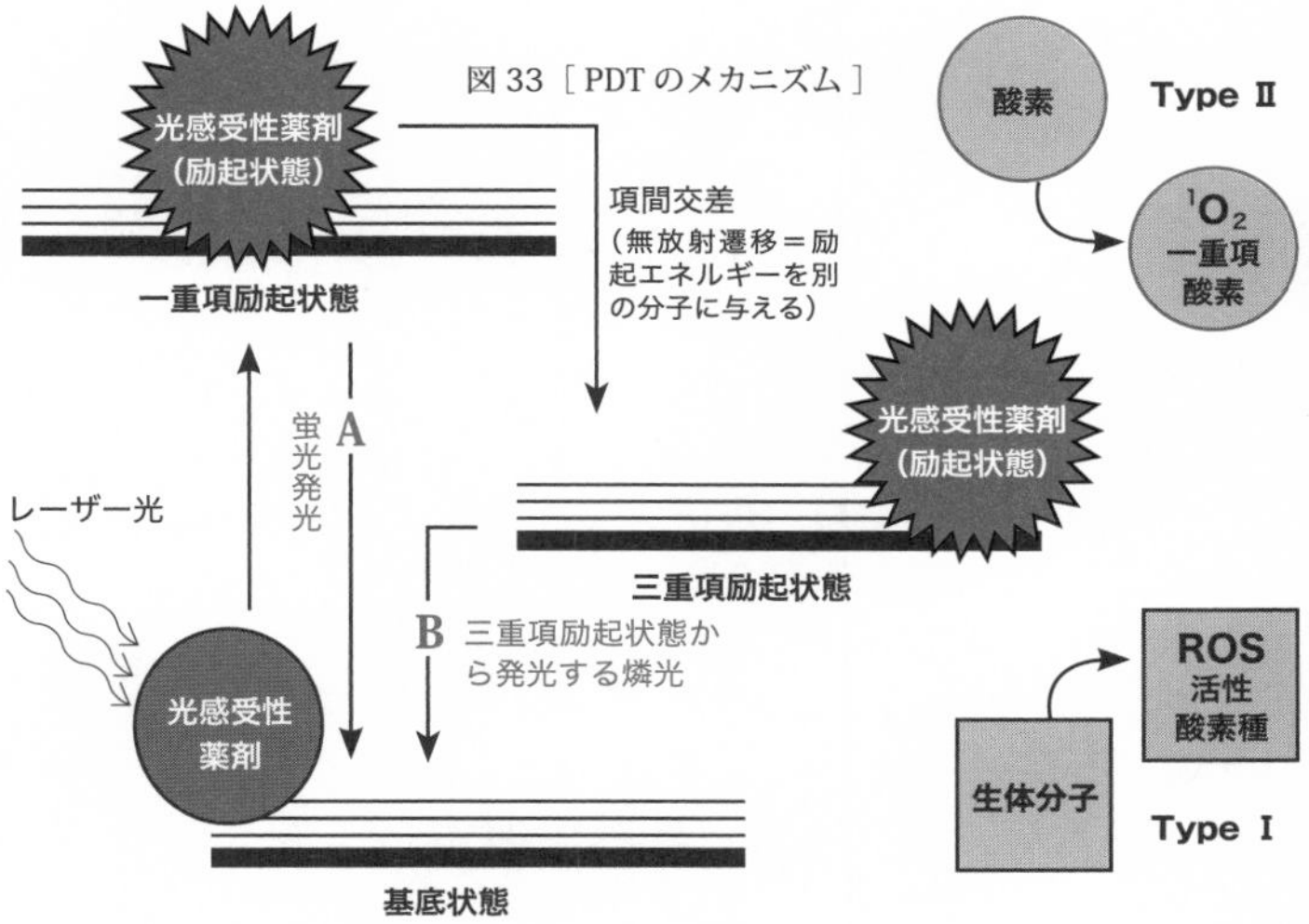

図33［PDTのメカニズム］

レーザー光によって励起状態になった光感受性薬剤により、
①1重項酸素 $^1O_2$ ②活性酸素種（ROS）が生じ、抗腫瘍効果をもたらす

※フォトフリンとレザフィリンは腫瘍親和性光感受性薬剤

G Calixto et al, 2016Molecules 21 (3):342

［照射の方法］

前述のとおり、レーザー照射の48～72時間前にフォトフリンを静脈注射によって投与します。

そしてレーザー照射を行いますが、それには2種類の方法があります。

図 34［子宮腟部病変に対するコルポ照射］

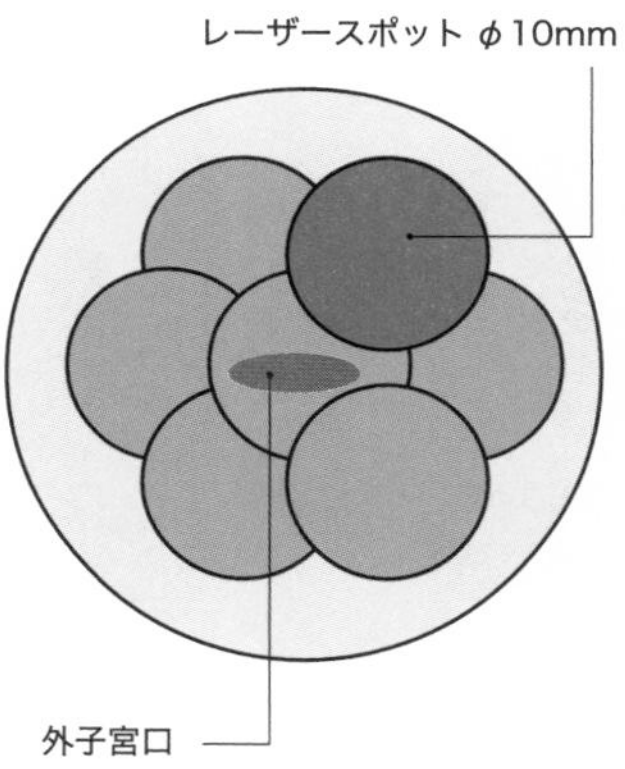

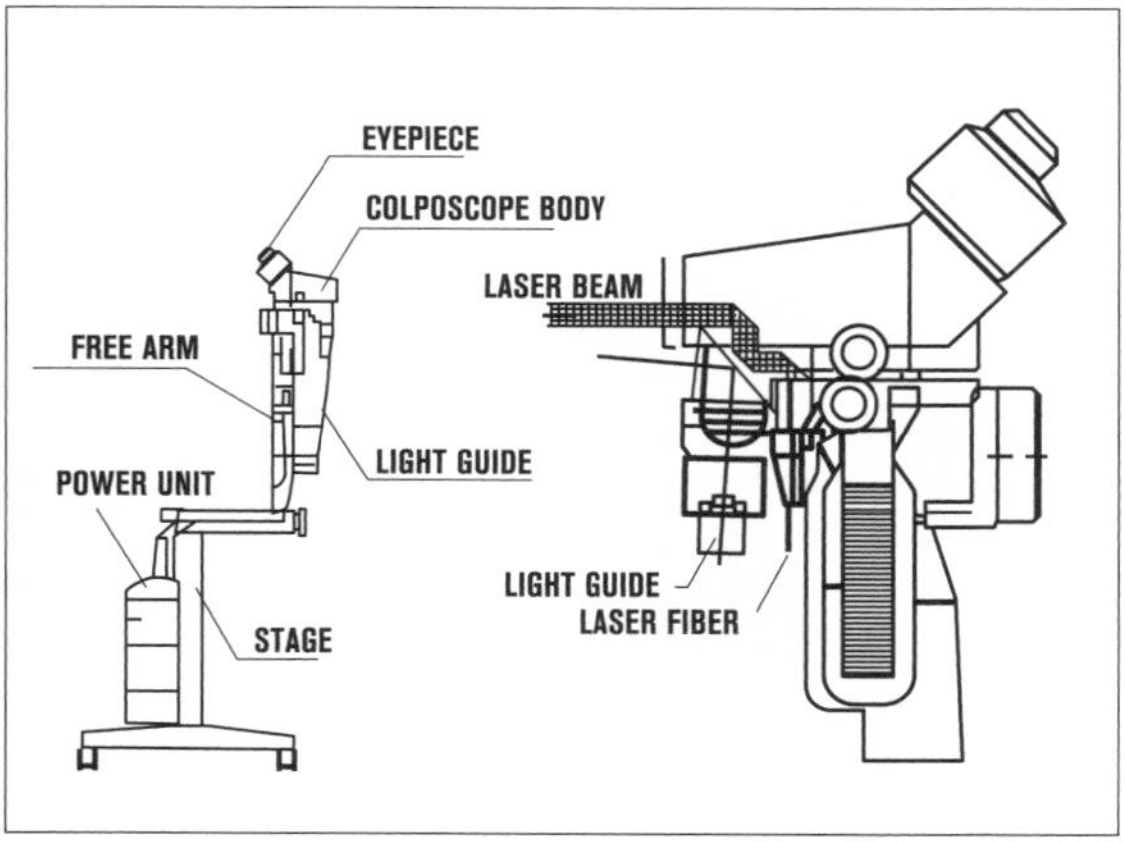

①コルポ照射（スポット照射）

専用のコルポスコープでレーザーを子宮頸部の病巣に向けて一方向に照射します。照射スポットは直径10ミリの円形で、オリンピックのロゴの五輪マークのように円を少し重ねながら微妙に位置を動かして約5～10カ所に照射します（図34）。

②子宮頸管照射

全周性側方照射型頸管プローブという器具を子宮頸管に20～25ミリ挿入し、1ミリずつ引き抜きながら全方向で子宮頸管内に照射します（図35）。

図35［子宮頸管照射］

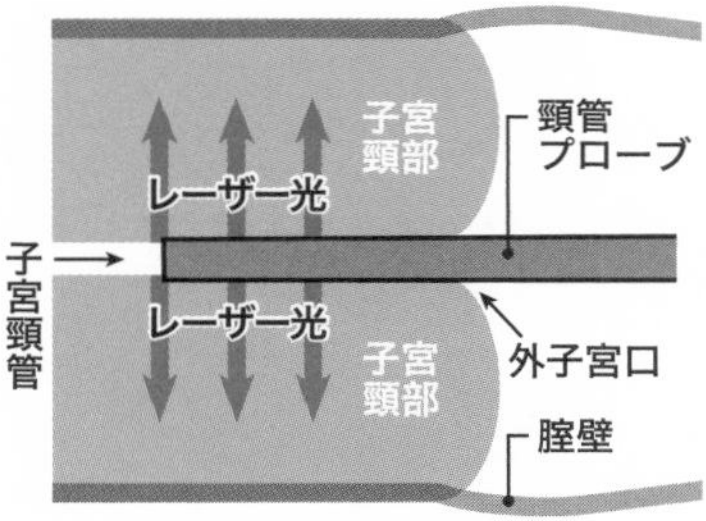

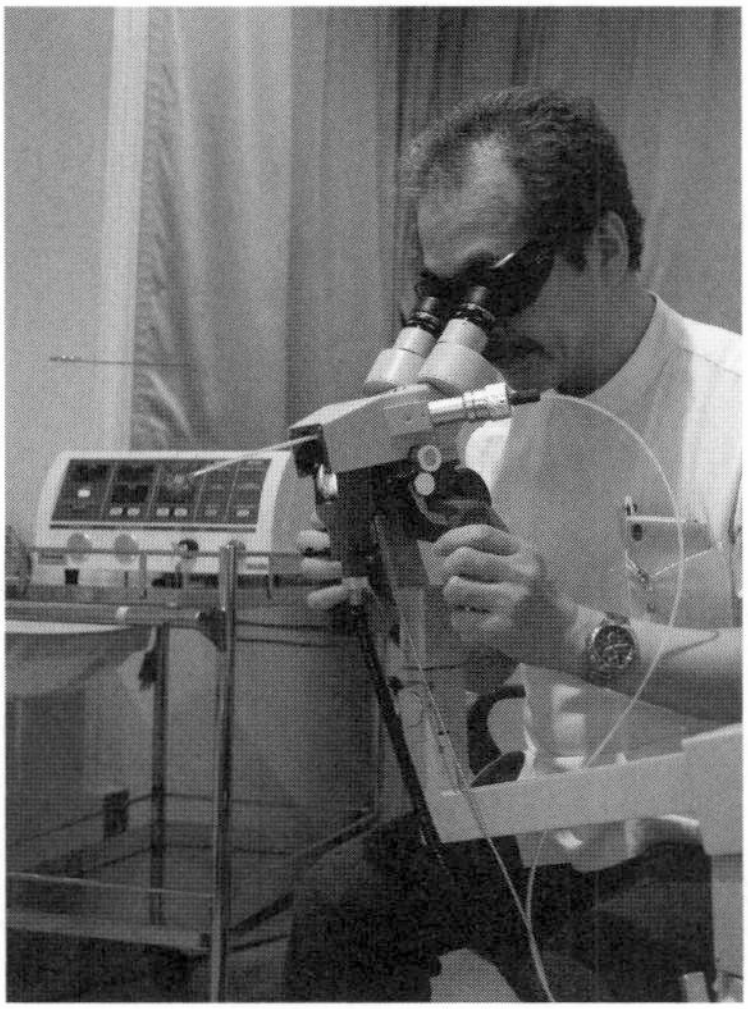

レーザー蒸散法について第二章で述べました。レーザーを用いた治療という点では共通していますが、大きな違いのひとつは照射するレーザーの深達度です。レーザー蒸散法では深達度が浅く、ＰＤＴは深く照射されます。この深達度が深いほど再発のリスクが小さくなります（図36）。

また、レーザー蒸散法では膣内から子宮頸部の病巣に向かって照射しますが、ＰＤＴでは同様の一方向での照射（図34）に加え、子宮頸管奥20〜25ミリまで器具を入れ、全周性に側方照射できる（図35）ことも大きな違いです。

図 36［２種類のレーザー治療、PDTとレーザー蒸散の相違点］

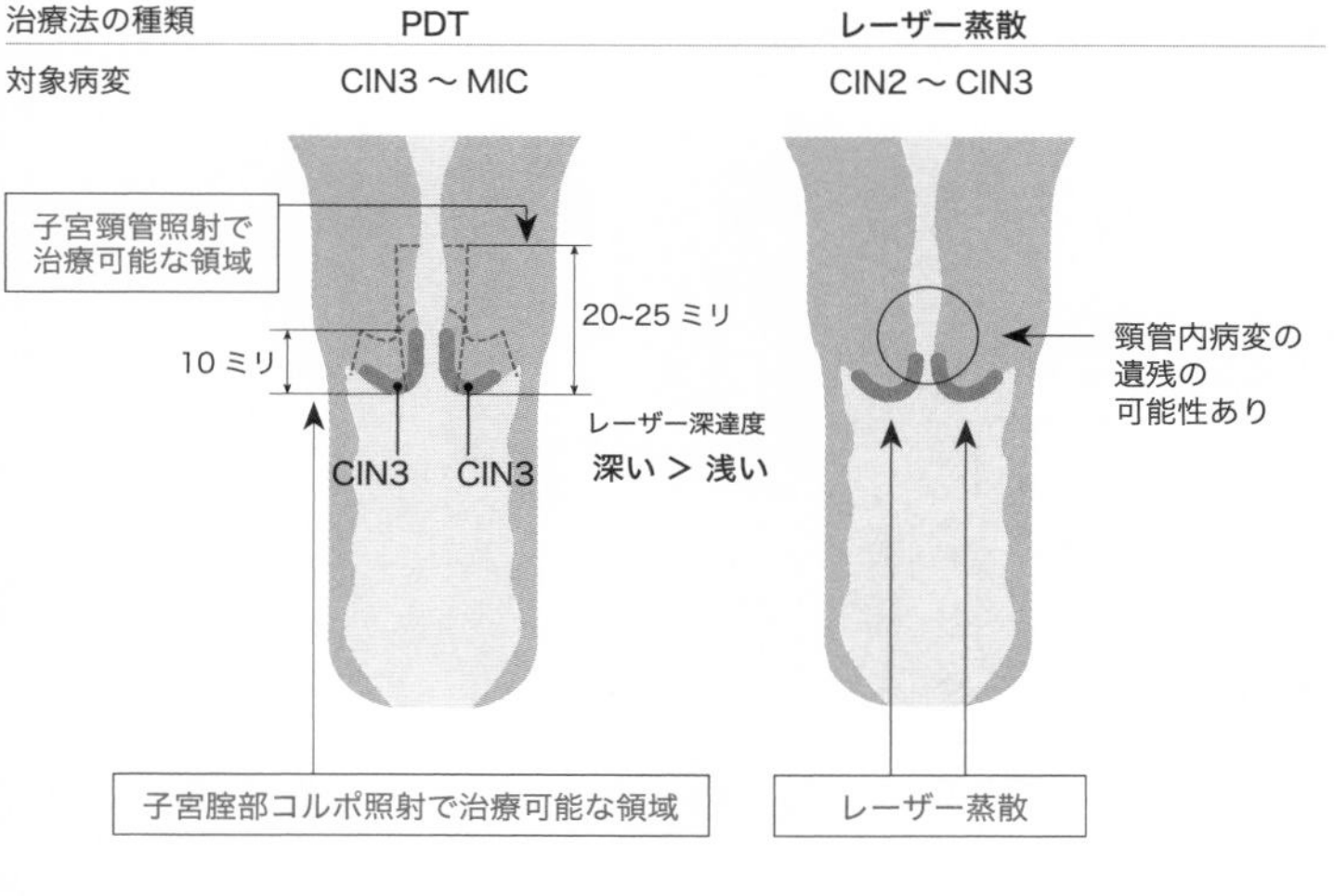

［照射後の治療成績］

さてここからは、照射後の結果をみていきましょう。

まずは進行期別の子宮頸がんや前がん病変、ならびにその他の婦人科腫瘍に対して、また状況によってどのような結果が得られたかを表5で示しています。

表5［杏雲堂病院におけるPDT治療成績］

	症例数	CR		PR		SD	
		数	%	数	%	数	%
子宮頸部異形成	347	345	99.4	2	0.6	0	0
子宮頸部上皮内がん (CIS)	491	476 +8 484	96.9 98.6	14 -8 6	2.9 1.0	1	0.2
子宮頸部 上皮内腺がん (AIS)	10	10	100	0	0	0	0
子宮頸部 扁平上皮がんＩA期	39	37	94.9	2	5.1	0	0
子宮頸部 扁平上皮がんＩＢ１期	2	1	50	1	50	0	0
子宮頸部腺がんＩＡ期	1	1	100	0	0	0	0
子宮頸部腺がんＩB1期	1	1	100	0	0	0	0
腟上皮内腫瘍 (VAIN)	28	22	78.6	6	21.4	0	0
外陰上皮内腫瘍 (VIN)	7	5	71.4	2	28.6	0	0
合計	926	898 +8	97.0	27 -8	2.9	1	0.1
		906	97.8	19	2.1		

(1989～2018年)

CR: 完全寛解　Complete Response
PR: 部分寛解　Partial Response
SD: 変化なし　Stable Disease

この表は、当院で１９８９年から２０１８年にかけて行ったＰＤＴで治療した異形成３４７、上皮内がん（ＣＩＳ）４９１、上皮内腺がん（ＡＩＳ）10、扁平上皮がんⅠＡ期39、ⅠＢ１期２、頸部腺がんⅠＡ期１、ⅠＢ１期１、腟上皮内腫瘍（ＶＡＩＮ）28、外陰上皮内腫瘍（ＶＩＮ）７、計９２６症例の結果をまとめたものです。うち、腟上皮内腫瘍と外陰部上皮内腫瘍は、子宮頸部上皮内腫瘍に併発している婦人科病変としてこの表に含まれています。

この表の結果は、以下のように解釈することができます。

①１回のＰＤＴで完全寛解（ＣＲ）と判定されている例が97％（全９２６例中８９８例）。

子宮頸部上皮内がん（ＣＩＳ）の症例で、１回目が部分寛解（ＰＲ）14例のうち８例（表内の「+8」「-8」の数字にあたる）に２回目のＰＤＴを行い、すべてが完全寛解となったため、総合的に98・６％と高い完全寛解率が得られた。

１回目が部分寛解14例のうち、残りの６例に対しては円錐切除術を施行した。１回目のＰＤＴ後、部分寛解の場合には、２回目以降のＰＤＴを行うことが可能だが、円錐切除術を行うことが望ましい。

②子宮頸部病変においては、異形成99％、上皮内がん97％、微小浸潤がん95％と完全寛

解率が高かったことから、進行期ＩＡ１期までのＰＤＴ治療が可能であると考えられる。
③コルポスコピーで浸潤がんの所見が認められず、細胞診および狙い組織診で微小浸潤がんＩＡ１期を超えないと判断される場合にＰＤＴを行うことが望ましい。

図 37［杏雲堂病院における PDT 治療前後のコルポ画像］

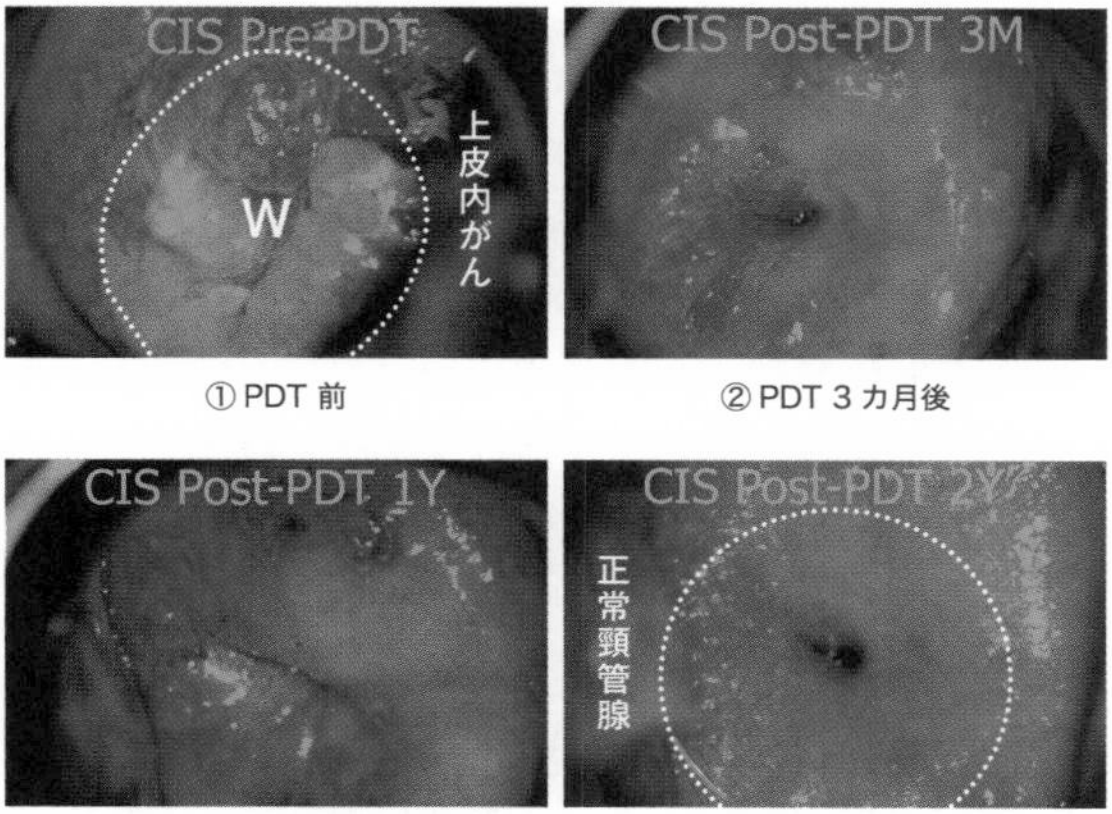

① PDT 前　② PDT 3 カ月後　③ PDT 1年後　④ PDT 2 年後

写真は上皮内がん（CIS）に対して PDT を行ったもので、① PDT 前、② PDT から 3 カ月後、③ PDT から 1 年後、④ PDT から 2 年後の子宮頸部の状態。PDT 後、子宮の感染予防と妊娠維持に重要な頸管粘液を分泌する正常頸管腺開口部（GO = Gland Opening）が多数温存されているのがわかる

出典 :Sakamoto M,Yamaguchi Y,Morimoto K,Miyake K,Koyamatsu Y,Muroya T, Tanaka T, Okamoto A. Chapter 7. Fertility— preserving photodynarnic therapy under colposcopy for CIN and early stage uterine cervical cancer. In: Cryosurgery and Colposcopy: Practices, Outcomes and Potential Complications. Edited by Lillian Watson New York,Nova Science Publishers,2016;127-144.

④腟上皮内腫瘍（VAIN）と外陰上皮内腫瘍（VIN）についても、VAIN79％、VIN71％の完全寛解が得られたことから、両者に対するPDT治療は有効である可能性が示唆された。

以上の結果から、PDTの適応は子宮頸部上皮内がんのみならず微小浸潤がんにも、腟壁や外陰部の上皮内がんにもあると考えられます。ただし、VAINとVINについては症例数が少ないため、今後の症例数の蓄積が必要となります。

前ページ図37の写真は、上皮内がんに対するPDT治療前後の典型的なコルポ画像です。PDT後の経過については、PDT後、少なくても3年間、できれば5年間、外来でフォローアップしています。

【P‐PDT後の再発】

P‐PDT施行後、完全寛解（CR）と判定された871例の頸部病変のうち、21例に再発がみられ、その再発率は2.4％でした。

その内訳は、21例中13例がCIN3レベルの再発で、そのうち7例は2回目のP-PDTを施行し、完全寛解となりました。また4例が円錐切除術を施行、2例が子宮温存を希望せず単純子宮全摘出術に。1例がVAIN3として再発で2回目のP-PDTを施行し、完全寛解。5例が子宮頸部微小浸潤扁平上皮がん〜浸潤がんレベルの再発で、子宮悪性腫瘍手術を施行しました。子宮頸部腺がん再発の1例は同時化学放射線療法追加加療。最後の1例は子宮頸がんがPDTにより消失しましたが、5年後に骨盤リンパ節孤発転移がみられ、子宮悪性腫瘍手術＋同時化学放射線療法を施行し、治癒しました。

【患者サイドからみたPDT治療と合併症】

PDT治療についての方法や結果については、先に述べたとおりです。この治療法は医師の側から見ると手技が簡便であり、出血もほとんどみられず行える治療法です。

では患者様からみたらどうでしょうか。

子宮頸がんの罹患年齢のピークと妊娠・出産年齢が合致する年代の患者様にとって最大のメリットは子宮をダメージ少なく温存できる、つまり妊娠・出産の可能性を高く残す＝妊孕性（温存能）が高いということです。この点は同程度の頸部病変で行われる標準的治療の子宮頸部円錐切除術においても子宮温存、妊孕性温存について可能ですが、ＰＤＴにおいては産科的な視点でみても早産などのリスクが低いことが挙げられます。この点については、子宮頸部円錐切除術とさまざまな数字を比較しながら第四章で解説します。

ＰＤＴ治療は開腹や膣式で子宮頸部の切除をすることもないため、無麻酔ででき、患者様にとっては痛みなどの苦痛が少ないことも特徴です。

しかし、入院期間が３週間前後と長いこと、またフォトフリンを投与後から入院中は厳密な遮光管理をし、退院後も2カ月間は遮光管理のために行動制限をしなければならないことです。

これは、フォトフリンを利用したことによる副作用の光過敏症に対する予防的対策です。フォトフリンを静脈注射で投与する直前から15ルクス以下の遮光状態に管理し、これは投与後４日間続きます。５日目からは30ルクス以下、８日目からは60ルクス以下、19日目からは２００ルクス以下、22日目からは光制限を解除して、日没後の退院となります。

退院後、直射日光下以外での行動は可能となりますが、入院中から行う日焼け止めクリームやＵＶカットのファンデーションの利用、部屋を出る時は長袖・長丈の衣服、サングラスや頭巾、手袋、靴下、スカーフの着用など、遮光対策を2カ月間継続する必要があります。

光過敏症が出現した場合は、ステロイド軟膏の塗布や抗ヒスタミン剤の内服で改善しますが、より厳密な遮光管理をとることで副作用はほとんど認められません。

このような光過敏症という副作用による行動制限はあるものの、妊娠・出産を望む患者様にとって、希望が叶った時の喜びはこの上ないものです。２０２２年10月現在までにＰＤＴ治療後の患者様から、把握しているだけで３００人以上の赤ちゃんが誕生しています。

【ＰＤＴによるＨＰＶの消失効果】

子宮頸がんの主な発生原因はＨＰＶ＝ヒトパピローマウイルスであるということは前述しました。生涯、80％の人がＨＰＶに感染するといわれるありふれたウイルスですが、その中に子宮頸がんの可能性がある高リスク型が13～15種類あります。

図38は、ＰＤＴ治療を行った78例の患者様の高リスク型ＨＰＶ検出率を示したもので、濃いピンクは高リスク型のＨＰＶ検出率のフォトフリンＰＤＴ治療後の推移、グレーはＰＤＴ前と同じタイプの高リスク型、薄いピンクはＰＤＴ前とは異なるタイプのＨＰＶウイルス検出率です。

図 38［PDT 治療により高リスク型 HPV が消失する効果］

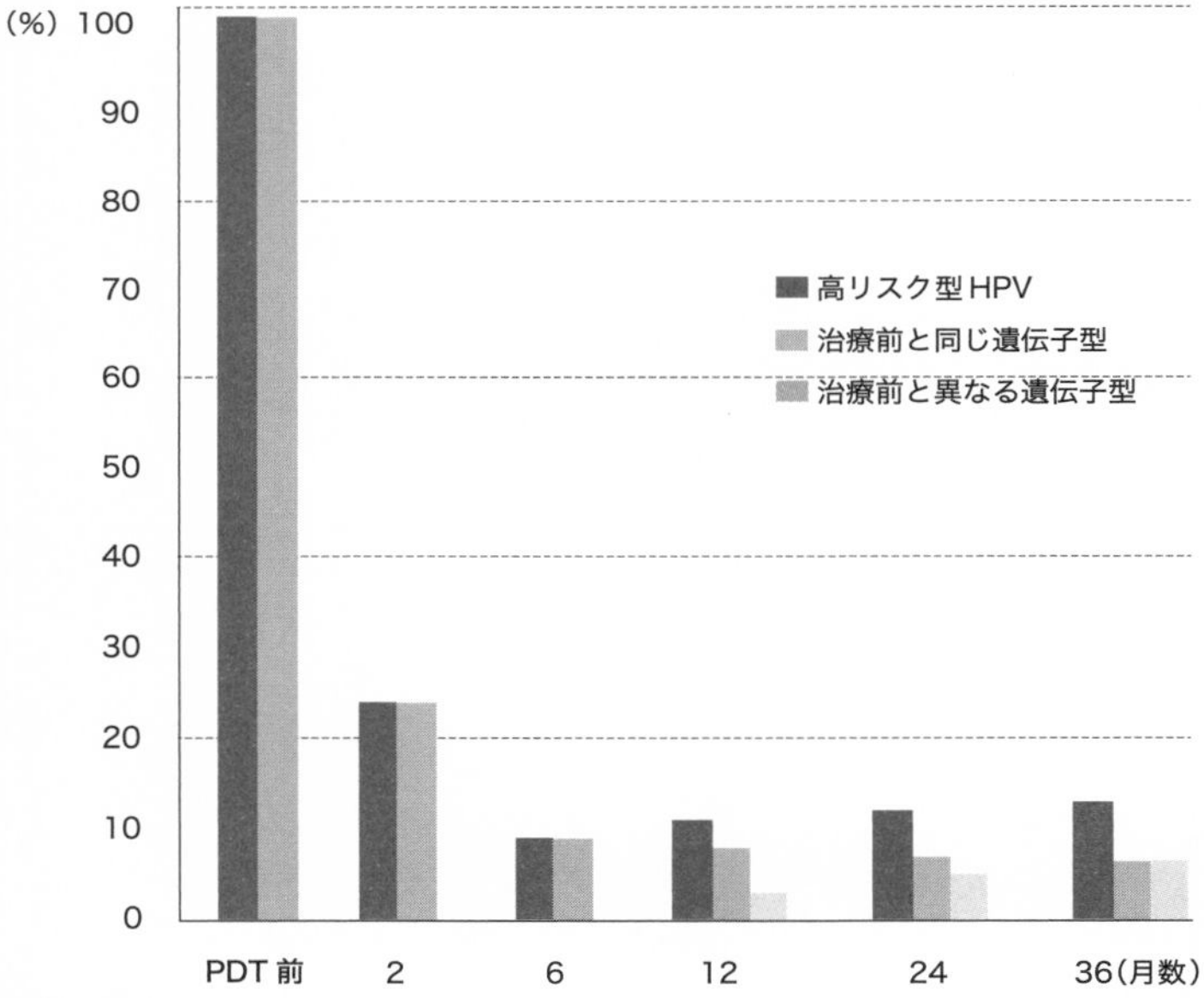

	PDT 前	2	6	12	24	36(月数)
HPV 型判定症例数	78	67	65	64	60	48
高リスク型 HPV	77 (99%)	16 (24%)	6 (9%)	7 (11%)	7 (12%)	6 (13%)
同遺伝子型	77 (99%)	16 (24%)	6 (9%)	5 (8%)	4 (7%)	3 (6%)
異遺伝子型		0	0	2 (3%)	3 (5%)	3 (6%)

杏雲堂病院婦人科データ

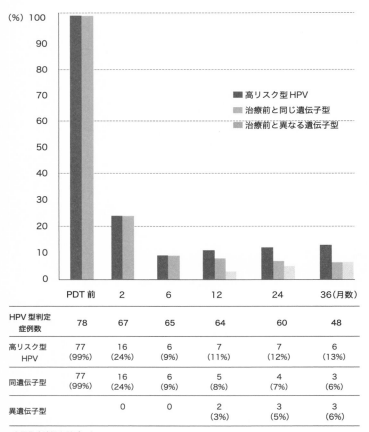

ＰＤＴ治療前では、99％の患者様から高リスク型ＨＰＶが検出されています。それがＰＤＴ治療２カ月後には24％に減少、６カ月後にはさらに９％に減少し、12カ月後から治療前と異なる高リスク型が出現していますが、ＰＤＴ治療によって高率に消失しているのは明らかです。

その後の経過では、１年後に高リスク型ＨＰＶの検出数が一番低いものの、２年後、３年後とほぼ低い割合で横ばいに推移しています。

この結果が示しているのは、ＰＤＴは子宮頸部の病変のみならず、頸部病変の原因となった高リスク型ＨＰＶも高い確率で消失させるということです。これはＰＤＴによる（細胞性）免疫の活性化の関与が示唆されています。

高リスク型ＨＰＶがＰＤＴ治療後も持続的に検出される場合、子宮頸部病変が再発するリスクがあると考えられますので、外来で定期的に細胞診、コルポ診、場合により組織診を行い、慎重にフォローアップする必要があります。

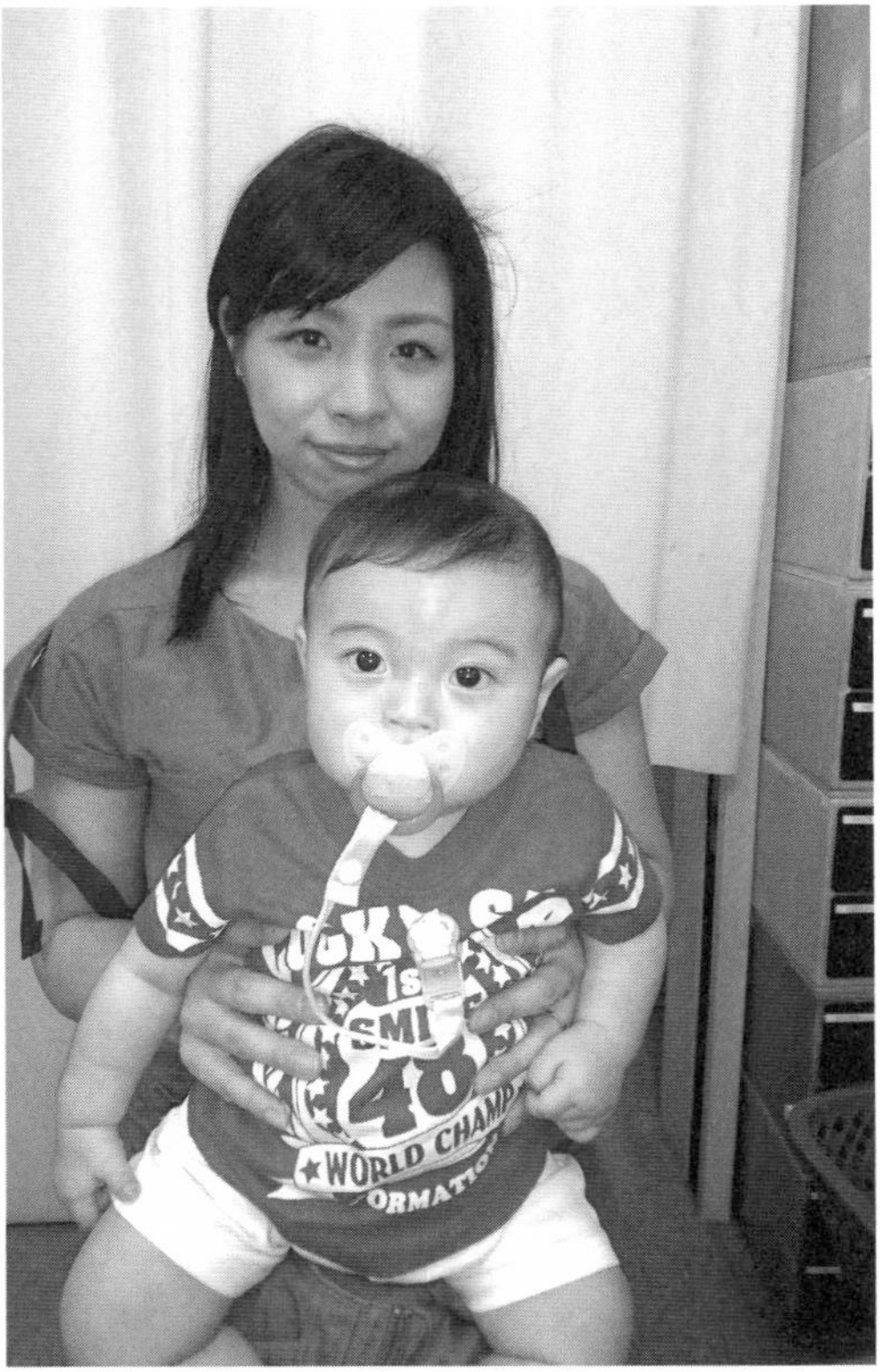

第二子生後8カ月目の来院時

YSさん・当時24歳

2014年
CIN3（上皮内がん）でP-PDTを施行

2015年
第一子を妊娠40週、正常分娩で出産
（女児・2860g）

2017年
第二子を妊娠38週、正常分娩で出産
（男児・2692g）

CIN3からP-PDTを経て出産へ【PDT症例2】

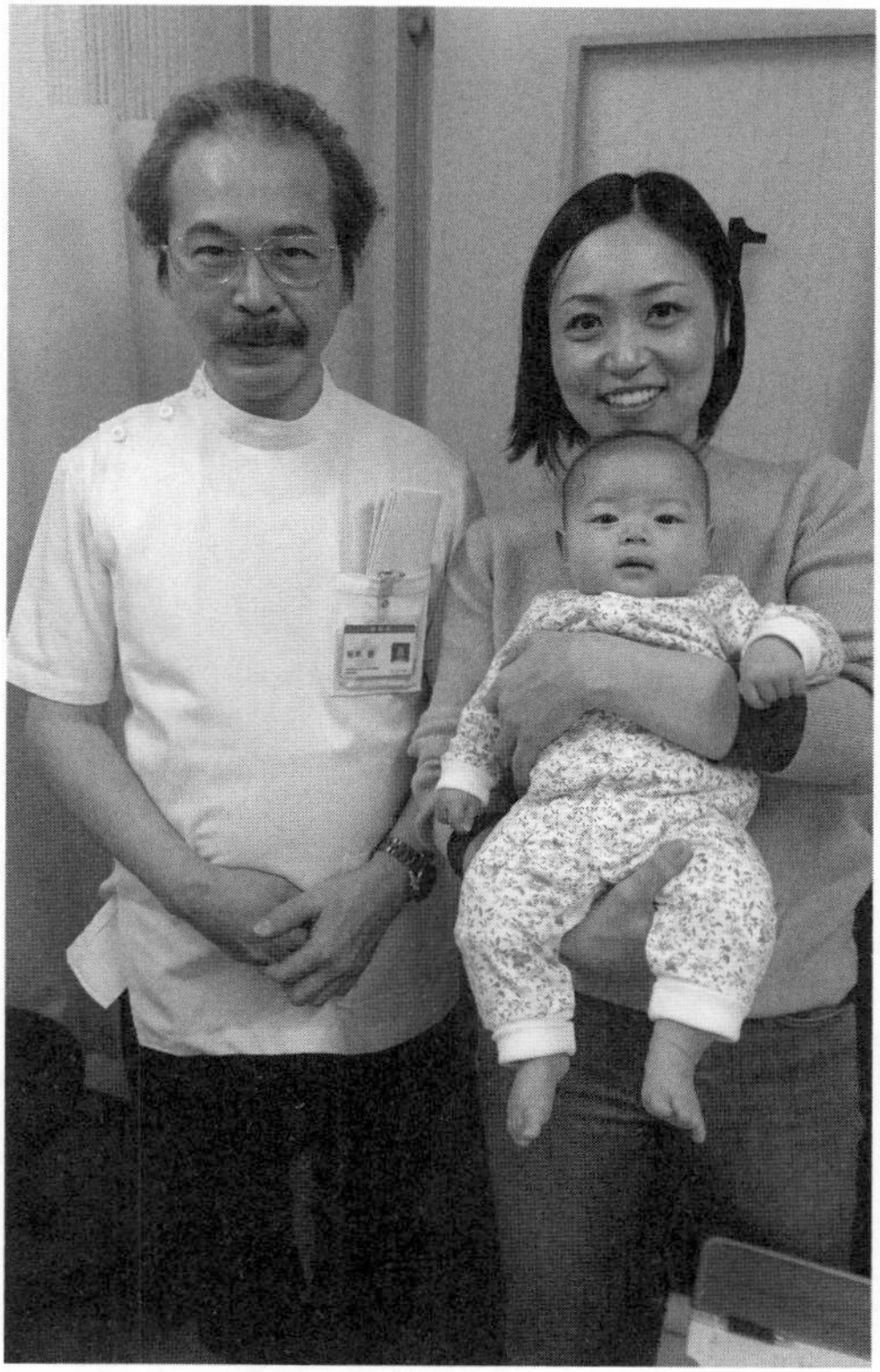
第二子生後4カ月目の来院時

MTさん・当時36歳
2015年
CIN3(高度異形成)で
P-PDTを施行
2016年
第一子を妊娠40週、正常分娩で出産
(男児・3182g)
2018年
第二子を妊娠40週、正常分娩で出産
(女児・2982g)

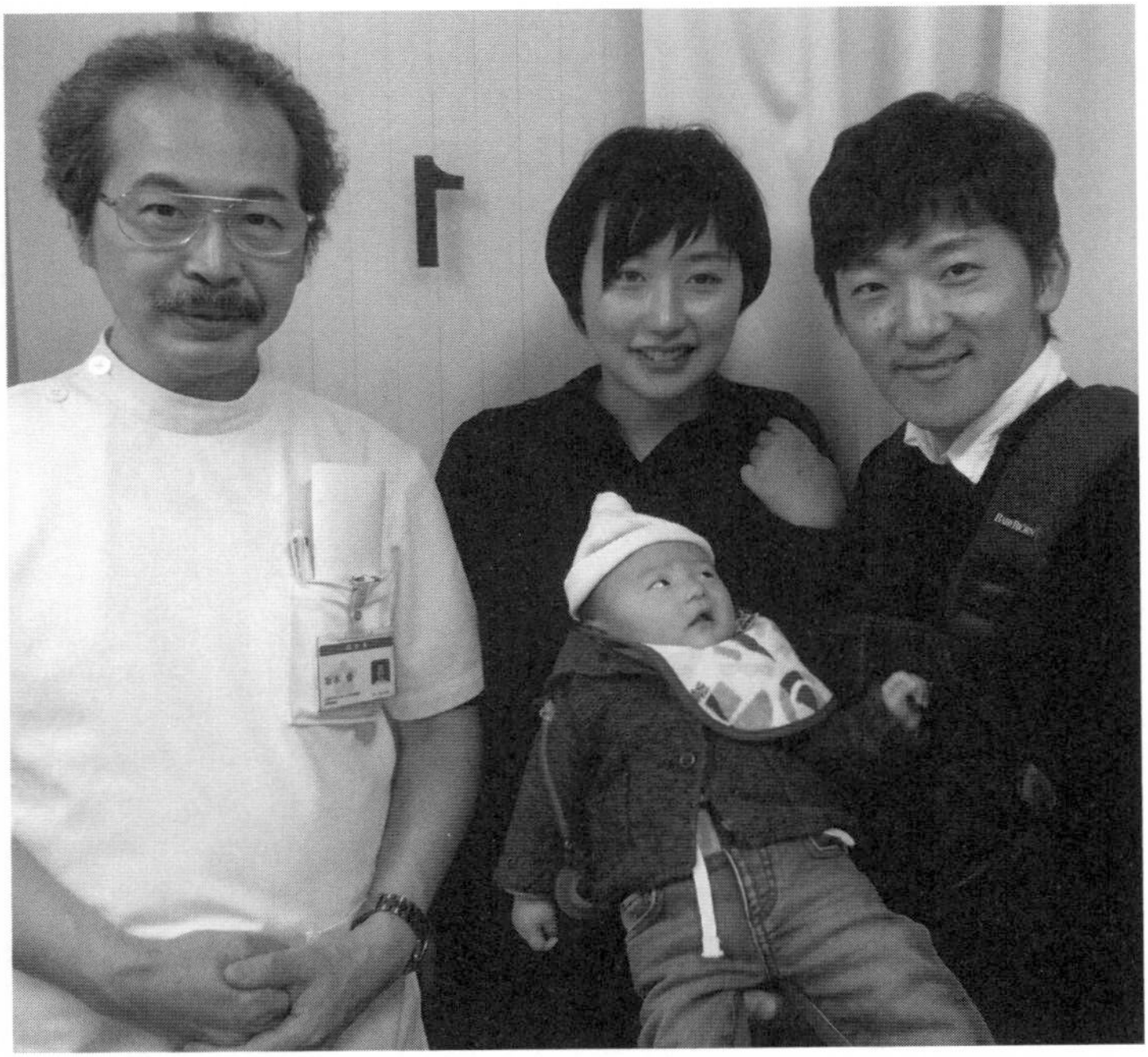

第一子生後3カ月目の来院時

KOさん・当時30歳

2016年　CIN3（高度異形成）でP-PDTを施行
2018年　第一子を妊娠37週、子宮外妊娠手術既往があるため帝王切開で出産（男児・2800g）
2020年　第二子を妊娠38週、帝王切開で出産（女児・2700g）

CIN3からL-PDTを経て出産へ【PDT症例4】

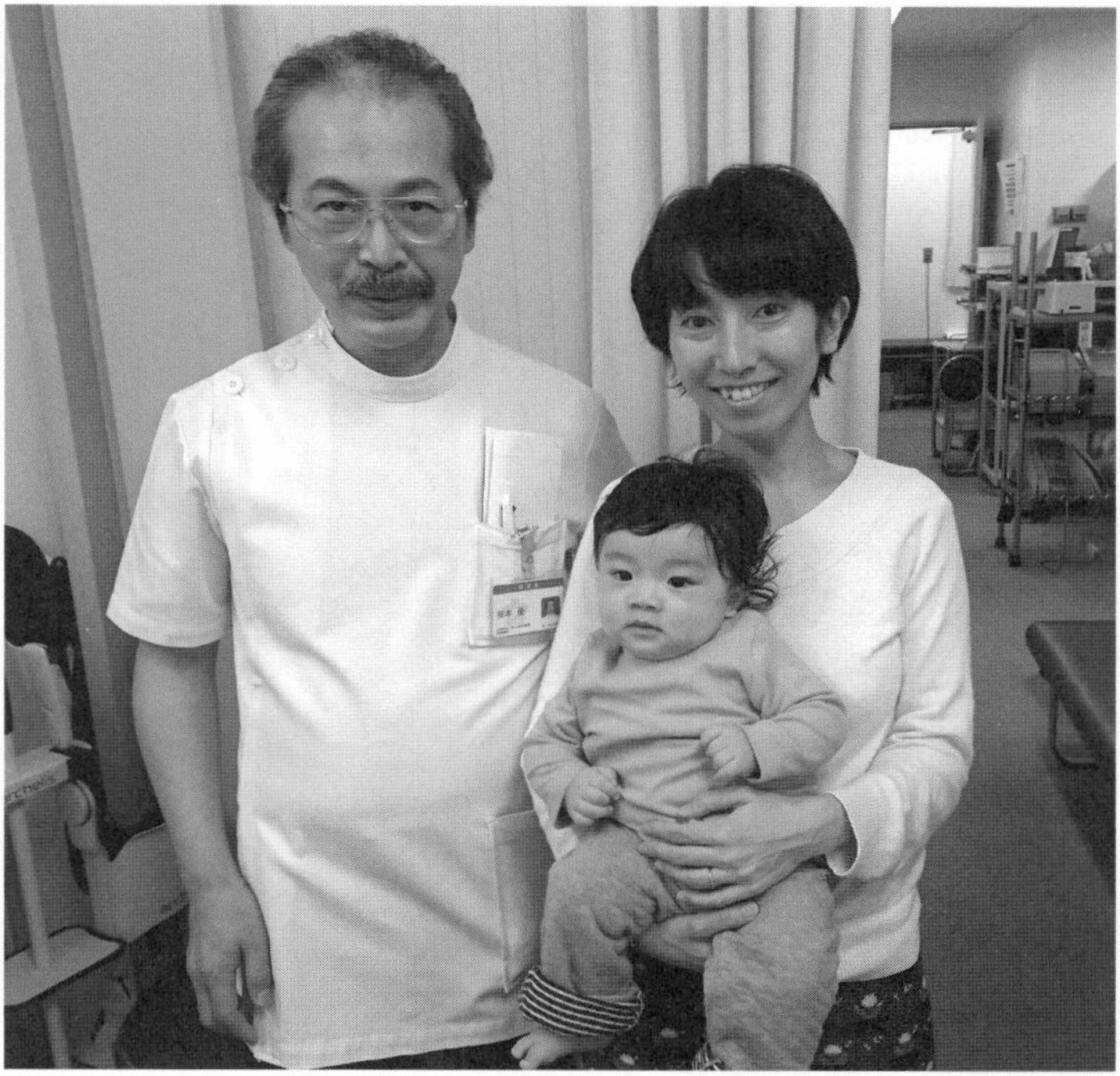

第一子生後7カ月目の来院時

NYさん・当時36歳

2018年　CIN3（高度異形成）でL-PDTを施行
2019年　第一子を妊娠40週、正常分娩で出産（男児・2994g）
2022年　第二子を妊娠36週、辺縁前置胎盤のため、帝王切開で出産（男児・2570g）

EKさん・当時30歳
2020年　CIN3（高度異形成）でL-PDTを施行
2021年　第一子を妊娠39週、正常分娩で出産
（男児・3020g）

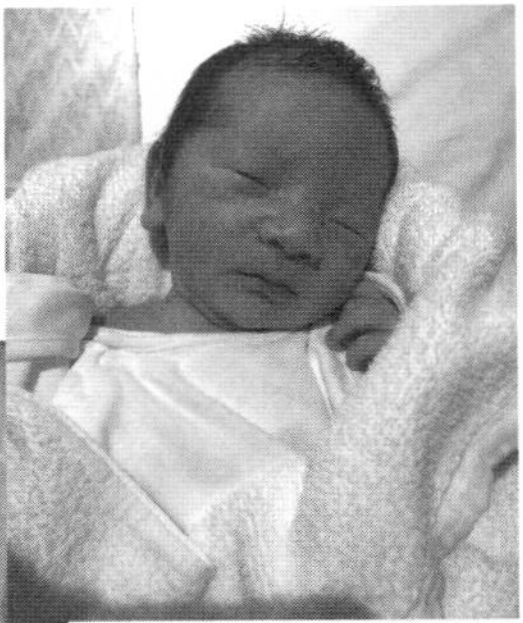

出生直後

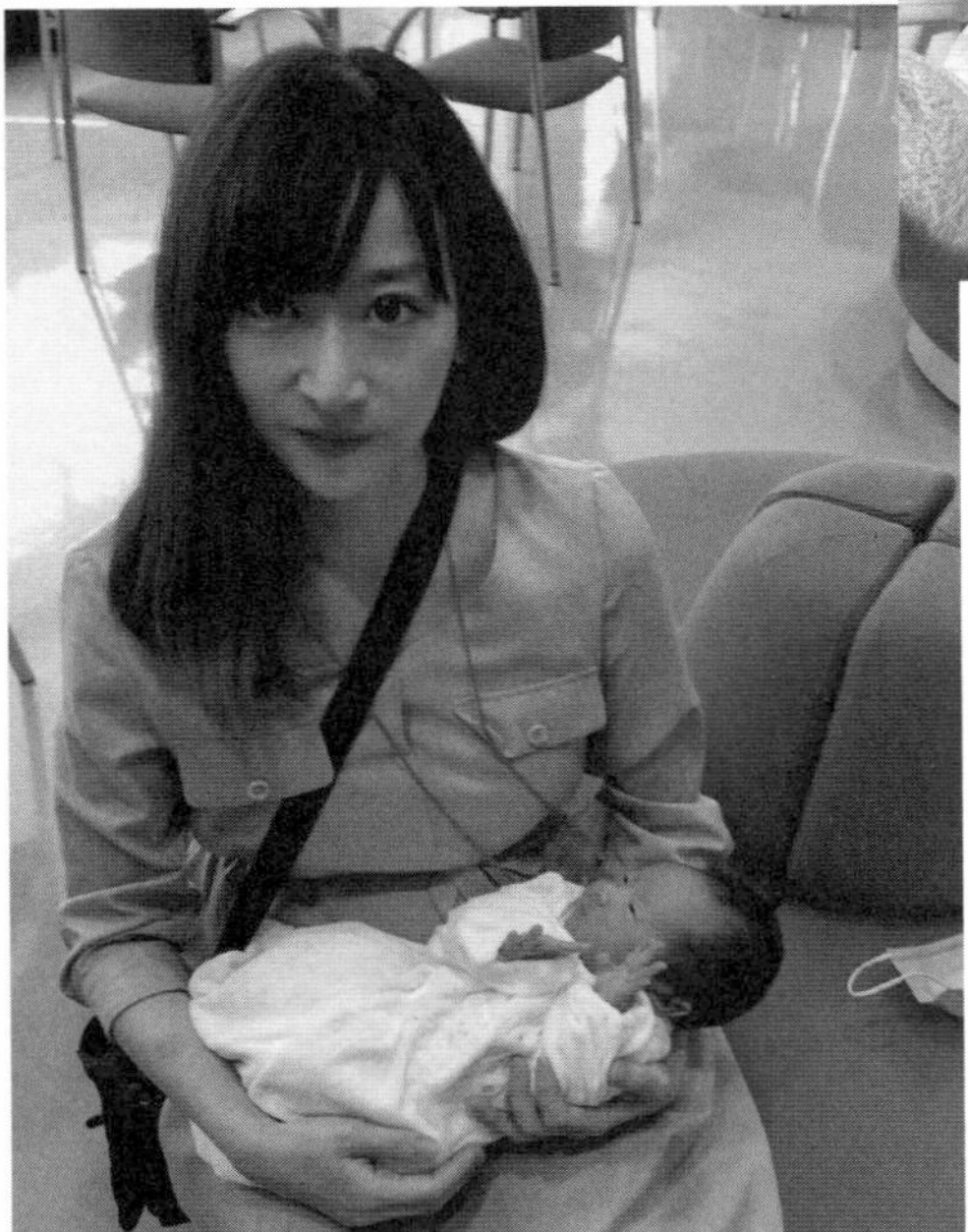

生後５カ月目の
来院時

第四章

妊孕性温存における治療法の比較

ここまでは、子宮頸がんの治療法を、進行期別、標準的・オプションの観点から解説してきました。

ここからは、組織診ＣＩＮ３（高度異形成）からＣＩＳ（上皮内がん）、ＡＩＳ（上皮内腺がん）、ＭＩＣ（微小浸潤がん）に対する治療法としての標準的な治療法「子宮頸部円錐切除術」と、オプションとしての治療法「ＰＤＴ」を、本書の大きなテーマである「妊孕性」を軸にして比較し、その有用性をみていきます。

治療法の比較

【子宮頸部円錐切除術】

入院期間＝**2泊3日の入院**

術式＝**メス、高出力レーザー、高周波電流による切除**

麻酔＝**全身または静脈麻酔**

手術時間＝**30分程度**

痛み＝**麻酔によりコントロール**

子宮頸部のダメージ＝中程度
合併症・後遺症＝頸管の短縮や狭窄、頸管粘液の減少、早産率増加

【ＰＤＴ】
入院期間＝約３週間（現在のレザフィリンPDTの治験では約２週間）
術式＝腫瘍親和性光感受性薬剤投与＋低出力レーザー照射
麻酔＝なし
手術時間＝２時間程度（フォトフリン）、１時間程度（レザフィリン）
痛み＝なし（レザフィリンでは生理痛レベルの下腹部痛あり）
子宮頸部のダメージ＝無～極めて軽度
合併症・後遺症＝一定期間の光過敏症（フォトフリンでは投与後３カ月間、レザフィリンでは１カ月間）

当院婦人科で後方視的コホート（治療別観察対象集団）研究として、２種類の子宮温存治療、すなわちＰＤＴ治療群と円錐切除治療群の比較検討を行いました。

［比較の内容］

両治療群それぞれの症例数と臨床背景（年齢、病理診断、一次的治癒率、再発率）を表6にまとめています。

ＰＤＴ治療群（年齢32歳±4.4歳）の患者様では、ＣＩＮ３（高度異形成および上皮内がん）１７９例、ＭＩＣ（微小浸潤がん）15例、ＡＩＳ（上皮内腺がん）２例、合計１９６例、円錐切除術治療群（年齢33歳±4.5歳）の患者様では、ＣＩＮ３が98例、ＭＩＣ４例、ＡＩＳ４例、合計１０６例の患者様のデータをもとにしています。

① 一次的治癒率および再発率における比較

一次治癒として、ＰＤＴにおける完全寛解、または円錐切除術における切除断端の病理検査で陰性の場合を比べると、ＰＤＴが98％、円錐切除術が93％で高いレベルでありながらも、ＰＤＴが有意に高い一次的治癒率を示していることがわかります。

また、総数のうち再発率で比べると有意差はありませんが、ＰＤＴは０％、円錐切除術では２％の再発が認められました。

表 6［PDT と子宮頸部円錐切除術群の臨床病理学的背景と治癒率の比較］

	PDT	子宮頸部 円錐切除術	統計学的 有意差
症例数	196	106	
年齢	32±4.4	33±4.5	なし
病理診断			なし
CIN3 （高度異形成および上皮内がん）	179	98	
MIC（微小浸潤がん）	15	4	
AIS（上皮内腺がん）	2	4	
一次治癒			あり （P < 0.05）
完全寛解または切除断端陰性	192	98	
部分寛解または切除断端陽性	4	8	
一次的治癒率	98%	93%	
再発	0	2	なし
再発率	0%	2%	

杏雲堂病院婦人科データ

次に、ＰＤＴ治療群と円錐切除治療群で、妊孕性を比べてみましょう（表7）。

②妊娠率の比較

ＰＤＴを実施した妊娠希望の40歳以下の１９６症例に対して、妊娠は40％の78例。一方、子宮頸部円錐切除術を施行した妊娠希望の40歳以下の１０６症例に対して16％の17例。前述していますが、円錐切除術では頸管腺を切除しているため、感染防御と妊娠維持に関与する頸管粘液が減少しているために、ＰＤＴに比べて円錐切除術における妊娠率が有意に低いのではないかと推察されています。

③流産率の比較

年齢に関わらずすべての年齢における妊娠者数に対して、流産数を比較してみましょう。ＰＤＴでは総数１０９に対し26例、円錐切除術では22例に対して5例。その割合は24％と23％で、流産に関しては有意差はないものの、全体的に自然流産の確率は４人に１人の割合で流産が起きうるということがわかりました。

表7［PDTと子宮頸部円錐切除術群の妊孕性の比較］

	PDT	子宮頸部円錐切除術	統計学的有意差
40歳以下の妊娠数	78	17	あり P < 0.00005
40歳以下の全症例数	196	106	
40歳以下の妊娠率	40%	16%	
自然流産数	26	5	なし
妊娠総数	109	22	
自然流産率	24%	23%	
子宮頸管縫縮術数	0	4	あり P < 0.00005
妊娠総数	109	22	
子宮頸管縫縮術率	0%	18%	
40歳以下の出産数	55	10	あり P < 0.0005
40歳以下の全症例数	196	106	
40歳以下の出産率	28%	9%	
早産数	3	2	あり P < 0.05
全出産数	71	11	
早産率	4%	18%	
帝王切開数	14	3	なし
全出産数	71	11	
帝王切開率	20%	27%	

杏雲堂病院婦人科データ

④頸管縫縮術の比較

早産を防ぐために、子宮頸管縫縮術を行うことがあります。子宮頸管を縛って早産を予防するというもの。全年齢層の妊娠者のうち、子宮頸管縫縮術を行ったのは、円錐切除術を行った４名のみ。円錐切除術では頸部の切除により頸管が短くなること、そして頸管の粘液の分泌減少に伴う頸管炎等の感染リスクが増大することが原因となり、早産を引き起こしてしまうことが示唆されます。そのため円錐切除術では４名が縫縮術を受けたものの、ＰＤＴでは切除せずに頸管の長さにも頸管粘液分泌機能にもダメージがないため、縫縮術は基本的に必要ないということになります。

⑤40歳以下の出産率の比較

ＰＤＴ治療を行った40歳以下総数１９６のうち出産に至ったのは55例、28％です。一方、円錐切除術では総数１０６のうち出産に至ったのは10例、その割合はわずか９％です。

両者の割合こそ期待値を下回る印象もありますが、妊娠・出産を強く望む場合、出産だけをとってみると、ＰＤＴ治療の方が円錐切除術よりも優位性（有意差）があるということがわかります。

⑥出産のうち早産の比較（早産率）

すべての年齢における出産数に対する早産数を比べてみると、ＰＤＴでは出産数71例中３例で４％、円錐切除術11例中２例で18％。割合だけみると出産においては、円錐切除術後の早産の可能性はＰＤＴ治療後の妊娠よりも４倍高い可能性が示唆されます。

⑦帝王切開率

いずれの治療法においても、治療後の自然妊娠と正常分娩は可能ですが、実際の数字では、ＰＤＴでは全出産71例に対し14例で20％、円錐切除術11例に対して３例で27％。一般的な帝王切開率と比較して、いずれも多い割合ではありません。

ここまではＰＤＴと円錐切除術で比べてきました。いずれもＰＤＴで高い妊孕性が示唆されています。その点では、妊娠・出産を強く望む子宮頸がんの患者様への期待が高まるところです。

最後に２種類の子宮温存治療後の出産のタイミングを比較するグラフ（累積分娩率曲線）を見てみましょう。

図 39［PDT と子宮頸部円錐切除術後の累積分娩率曲線］

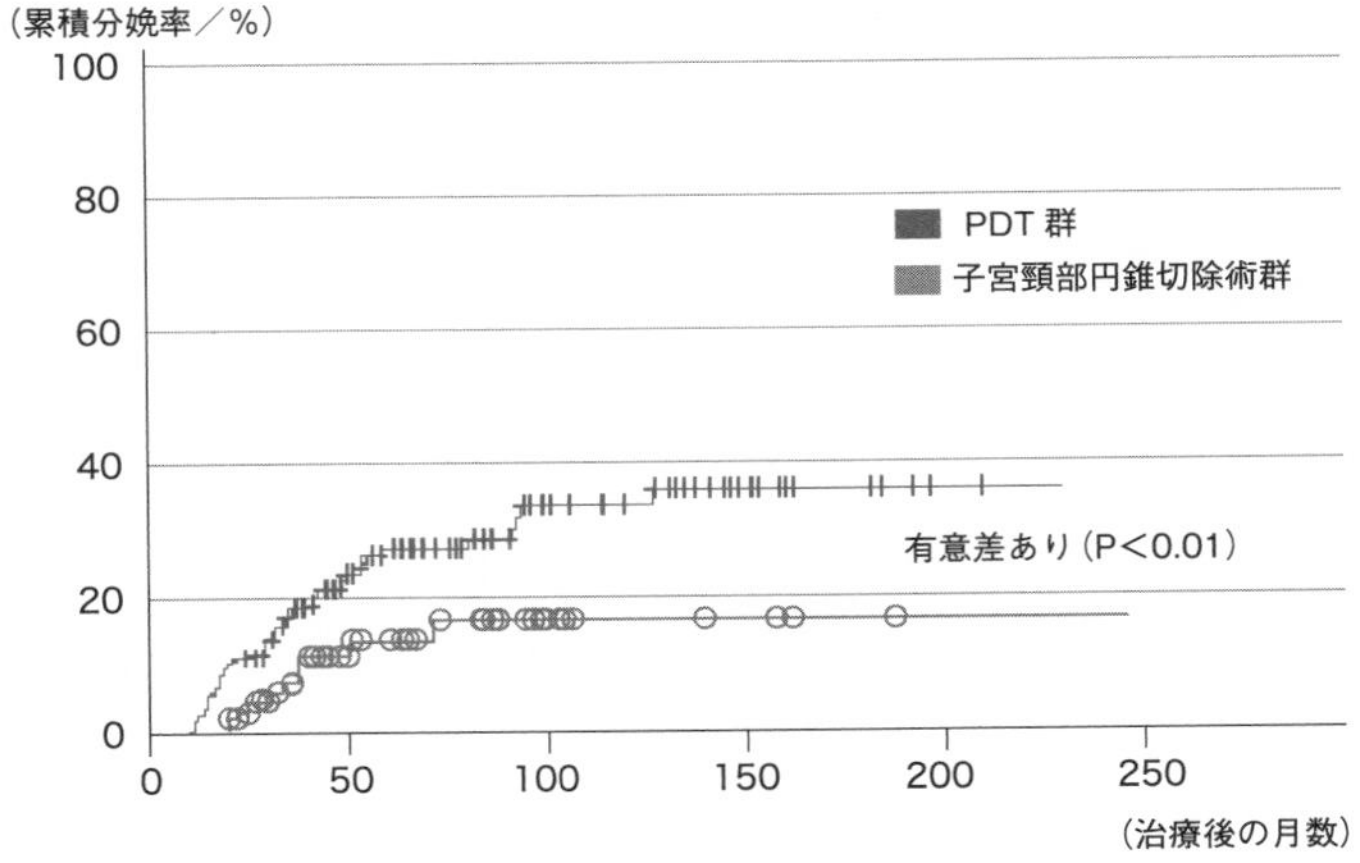

杏雲堂病院婦人科データ

⑧治療から出産までの期間の比較

図39の横軸は月数、縦軸は分母を症例数、分子を出産数として、その割合をグラフにしたものです。

赤線がＰＤＴ、グレー線が円錐切除術の推移です。

明らかにどのタイミングであってもＰＤＴの分娩率の方が高く推移していることがわかります。すなわち、ＰＤＴの方が円錐切除術よりも治療後有意に早く妊娠・出産できたことを示しています。

以上の分析から、ＰＤＴと妊娠・出産を強く望む患者様へのＰＤＴの有効性が確認できるでしょう。

円錐切除術遺残・病変に対するＰＤＴの有用性

91ページで円錐切除術における再発の可能性を述べました。その割合は切除断端陽性で9〜16％、陰性で2〜4％でした。

当院では、１９９７〜２０１８年の間に、円錐切除術後の組織診断で遺残および再発が確認された67例に対して、ＰＤＴ治療を行いました。

対象となったのは、24〜49歳（平均36歳）、再発時ＣＩＮ２が３例、ＣＩＮ３が23例、ＣＩＳ（上皮内がん）が20例、ＡＩＳ（上皮内腺がん）が２例、ＭＩＣ（微小浸潤がん）が19例、計67例です。照射後３カ月、６カ月で細胞診、組織診、コルポ診を行い、治療効果を判定しました。

図40は、ＣＩＮ３の円錐切除術後再発でＰＤＴ治療を行った患者様の照射前後のコルポ画像です。その患者様は22歳でＣＩＮ３にてＬＥＥＰ法による円錐切除術を施行し、切除断端は陰性だったものの、23歳でＣＩＮ３（ＣＩＳ）が再発。24歳で円錐切除術後ＣＩＮ３に対するＰ－ＰＤＴを施行し、３カ月後に完全寛解（ＣＲ）と判定されました。写真①はＰＤＴ前で、遺残部の白色上皮が確認できます。また②はＰＤＴから３カ月後には①でみられた白色上皮（Ｗ）と同じ部分には正常な扁平上皮が見られます。

表８は、対象となった67例の照射後の結果を示しています。

ＣＩＮ２とＡＩＳでは完全寛解率が１００％、そのほかすべてが95〜96％。全体で見ても96％の完全寛解が得られ、ＰＤＴが子宮頸部円錐切除断術後遺残および再発に対しても有効な治療法であることが示唆されました。

図 40［子宮頸部円錐切除術後 CIN3 に対して PDT 治療を行ったコルポ画像］

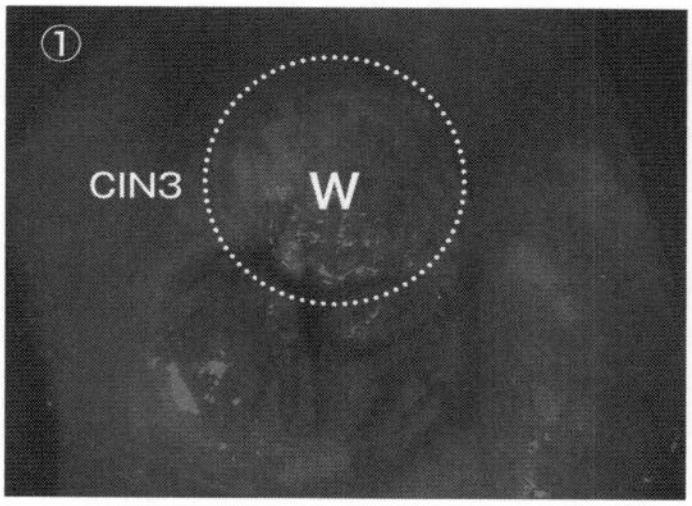

PDT 前

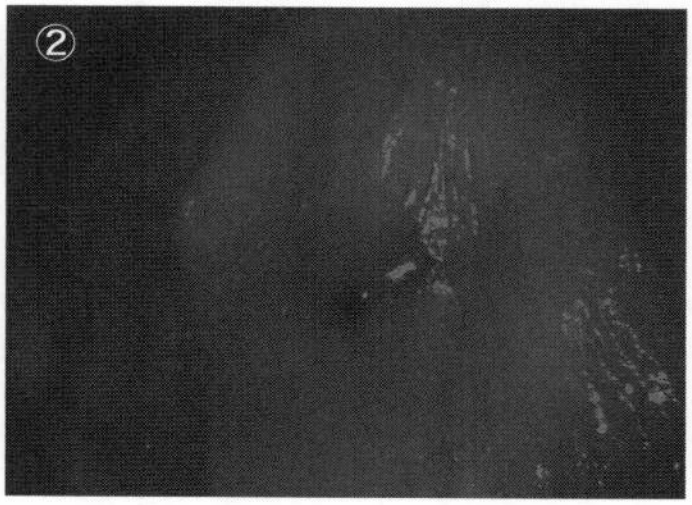

PDTの 3 カ月後

表 8［円錐切除術後遺残および再発の PDT 治療成績］

	症例数	完全寛解	部分寛解	変化なし	悪化
CIN 2	3	3（100%）	0（0%）	0（0%）	0（0%）
CIN 3	23	22（96%）	1（4%）	0（0%）	0（0%）
CIS	20	19（95%）	1（5%）	0（0%）	0（0%）
AIS	2	2（100%）	0（0%）	0（0%）	0（0%）
MIC	19	18（95%）	1（5%）	0（0%）	0（0%）
合計	67	64（96%）	3（6%）	0（0%）	0（0%）

杏雲堂病院婦人科データ（1997 ～ 2018 年）

第五章

子宮頸がん治療の現場と今後

Ｌ－ＰＤＴの臨床研究から治験へ

本書では、ＰＤＴ治療について、腫瘍親和性光感受性薬剤としてフォトフリンを使用し、レーザー機器としては認可されているエキシマ・ダイ・レーザーを使用し、専用のコルポスコープで低出力レーザー照射することを前提に解説してきました。

また、フォトフリンの使用により治療後に起こる可能性のある光過敏症に対する厳密な遮光管理のため、ＰＤＴ治療自体よりもそのことによる長期入院を必要とするデメリットがあることもお伝えしました。

この光過敏症というフォトフリンの副作用を改善すべく次世代の腫瘍親和性光感受性薬剤として現在は「レザフィリン」を使用するようになりました。前述しましたが、レザフィリンは、厚生労働省によって保険承認されている2種類の腫瘍親和性光感受性薬剤のうちのひとつです。

現在、レザフィリンの適応は、早期肺がん、原発性悪性脳腫瘍、化学放射線療法または放射線療法後の局所遺残再発食道がんの3種類です。

海外では、レザフィリン同等のフォトロン（Photolon）という医薬品が開発され、すでに10カ国以上で承認されています。

合わせて、フォトフリンを使用するＰＤＴ治療で使用されていたレーザー治療機器（エキシマ・ダイ・レーザー）は大型で高価、定期的なメンテナンスを必要とするなどの理由から発売中止となっており、現在はフォトフリン＋従来のレーザー機器を使用したＰＤＴ治療が事実上行えないことになってしまいました。

そのため、従来のＰＤＴに代わり、レザフィリン＋半導体レーザー機器を使用したＰＤＴ治療の臨床研究を経て、現在は治験を行っています。本書では、この治療法を従来のＰＤＴと区別するためにレザフィリン（Laserphyrin）の頭文字ＬをとってＬ-ＰＤＴ、これに対し従来のＰＤＴはフォトフリン（Photofrin）のＰをとってＰ-ＰＤＴと表記しています。

【杏雲堂病院における臨床研究（第Ⅰ／Ⅱ相臨床試験）**】**

当院では、２０１６年３月よりＬ-ＰＤＴの臨床研究を実施しました。Ｌ-ＰＤＴの安全性の確認と推奨照射エネルギー密度を明らかにすることを主目的にした第Ⅰ相臨床試験を行い、引き続いて第Ⅱ相臨床試験として抗腫瘍効果、安全性などの有効性を検討しました。

２０２１年10月時点では、20歳以上の女性で、ＣＩＮ２～３の中等度～高度異形成～上皮内がんと診断された43例、うちＣＩＮ２の４例、ＣＩＮ３の39例を対象に実施しています。

レザフィリンは、同様にL-PDT治療が行われている早期肺がんの投与と同じ量（40mg／m2）を静脈内に投与しました。4～6時間後のコルポ診の際に、子宮頸部に青い励起光を当てると、子宮頸部病変に一致して赤い蛍光が観察され、レザフィリンが病変に取り込まれていることを確認できました（図41）。

同様に、レザフィリンの腫瘍細胞内蓄積は、蛍光顕微鏡による組織診でも確認されています。レザフィリンの投与後4～6時間後にレーザー照射を行いました。

第Ⅰ相の9例では、レーザー照射密度を3段階の強さで段階的に照射したところ、用量制限毒性（＝DLT／これ以上の増量ができない理由となる有害事象）が1例も認められなかったことから安全性に問題がないことを確認し、推奨量を決定しました。

この9例の副作用については、9例すべてで下腹部痛が、4例で発熱、ヘモグロビン減少、ALT増加、光過敏症各1例が認められました。また皮膚光感受性検査も行われ、6例が7日以内に、残りの3例は14日以内に反応が消失しました。フォトフリンの治療後に必要だった約3週間の入院は必要ないということも明らかになりました。

この9例に関しては、治療3カ月後の病変消失が確認され、完全寛解と判断されています（図42）。

同様に、第Ⅱ相の34例についても照射し、その治療の効果は治療3～6カ月後に細胞診およびコルポスコープと組織診を用いて判定を行いました。その結果、34例中、1回目の照射で完全寛解が32例、部分寛解が2例、うち1例はその後完全寛解となっています。

図 41
［レザフィリンの腫瘍細胞内蓄積を示す L-PDT 治療直前の蛍光組織像］

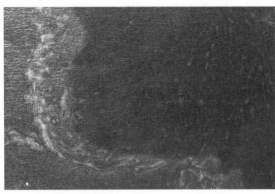

子宮頸部の腫瘍細胞がレザフィリンを取り込み、赤色蛍光がみられる

図 42［CIN3 に対する L-PDT による照射後の経過］

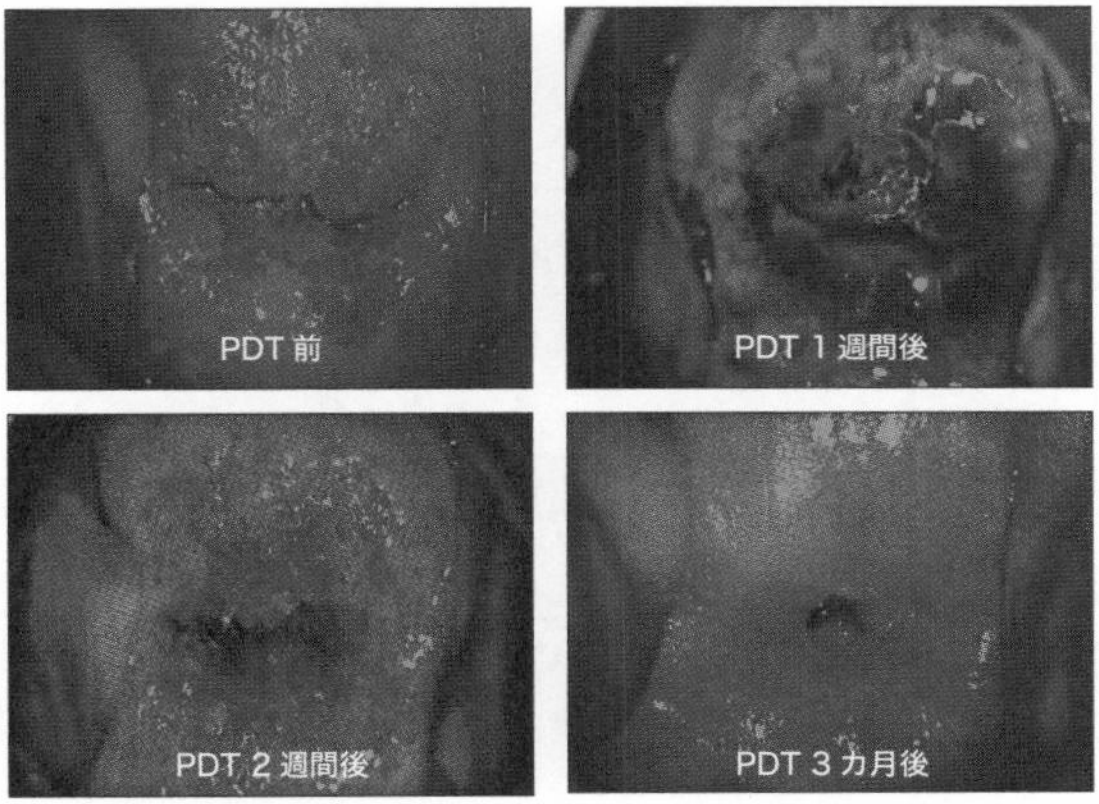

杏雲堂病院婦人科データ

第Ⅰ相と第Ⅱ相の結果を合わせ、3カ月後の完全寛解率は95％、6カ月後では98％で、L－PDTはP－PDTと同様の有効性が示唆されました。

また、第Ⅱ相の34例の副作用は、すべての症例で下腹部痛を、17例で発熱、4例でALT増加、3例でヘモグロビン減少、2例で子宮頸管炎、2例で光過敏症、2例で湿疹が確認されました。L－PDTの副作用は照射中の下腹部痛やPDT後の一時的な発熱が比較的高頻度にみられましたが、光過敏症はおよそ7％以下と非常に低く、フォトフリンのような副作用の懸念はなく、安全性が示唆されました。

また、L－PDT照射3カ月後の検査において、治療前高リスク型HPV陽性の40例中32例（80％）で高リスク型HPVの消失もみられています。

このように、L－PDTの臨床研究も順調に行われたため、2018年8月から治験の計画が始まり、治験は2020年3月より多施設共同研究（研究代表者：浜松医科大学 講師 村上浩雄先生）として開始されています。ただし、誰でもすぐに受けられるというわけではなく、治験を受けるための条件も明確に設けられています。

子宮頸部上皮内腫瘍に対するレザフィリンを用いたPDTの第Ⅰ／Ⅱ相臨床試験（治験前臨床研究）

坂本 優、福島蒼太、堀川真吾、小池勇輝、小池良子、原野尚美、鈴木佳世、鳴井千景、滝川 彩、小屋松安子、田部 宏、岩屋啓一、馬屋原健司、田中忠夫、岡本愛光

【目的】
フォトフリンを用いたPDT（P-PDT）は、CIN3の子宮温存療法として、円錐切除術よりも妊孕性温存能が高い治療法であると考えられている。P-PDTはCINに対して高い有効性を示し、P-PDT後の早産などの産科リスクも低い。しかしながら、光線過敏症の副作用が強く、入院期間も長いため、標準治療には至っていない。そこで、血中半減期の短いレザフィリンと半導体レーザを用いたPDT（L-PDT）の安全性と有効性を検討するため、UMIN登録後に第Ⅰ／Ⅱ相の臨床試験としてL-PDTの検討を行った。

【方法】
2016年3月倫理委員会の承認を得て、L-PDTの第Ⅰ／Ⅱ相臨床試験を43症例のCIN、特に高度扁平上皮内病変（HSIL）（CIN2:4症例、CIN3:39症例）に対してインフォームド・コンセント(IC)を取得後、2016年3月から2019年3月まで実施した。まず、安全性とレーザ照射の推奨用量（RD）を検討するために第Ⅰ相臨床試験を実施した。50、75および100J／m2の各ステップについて、3症例ずつ合計9症例に実施した。推奨用量でのL-PDTの安全性と有効性をさらに検討するために、第Ⅱ相臨床試験を34症例のHSIL（CIN3）に対して実施した。

【成績】
第Ⅰ相臨床試験において、用量制限毒性（DLT）は1例も観察されなかった。ステップ3においてもDLTを認めなかったことから、RDはステップ3の照射エネルギー密度100J/cm2と決定した。第Ⅰ／Ⅱ相臨床試験の結果、主な副作用は、レーザ照射に伴うGrade1～2の下腹部痛、およびレーザ照射後のGrade1～2の発熱であった。光過敏症は3／43症例（6.9%）のみにみられGrade1であった。L-PDT施行3カ月後、CIN2～3の組織学的消失は41/43症例（95%）で観察された。L-PDT6カ月後、さらに1例CIN3の組織学的消失が観察された。HR-HPVはL-PDT3カ月後、32／40症例（80%）で消失した。

【結論】
L-PDTでは、一時的な下腹部痛や発熱が認められたが、P-PDTと異なり光線過敏症はほとんどみられず、L-PDTの安全性が示唆された。L-PDT3、6カ月後のCR率はそれぞれ95、98%であり、L-PDTの有効性も示唆された。これらのデータは、L-PDTが妊孕性温存療法としてCIN、特にHSILに対する次世代PDTになりうることを示唆している。

産婦人科の実際69巻9号P.57～971,2020

L-PDTの治験概要

《選択基準》

◆同意取得時の年齢が20歳以上の患者
◆子宮頸部細胞診およびコルポスコープ下狙い組織診（コルポ下狙い組織診）の結果、CIN2またはCIN3と診断された患者
◆PS（performance status）ECOG（eastern cooperation oncology group）が0または1の患者
◆スクリーニング検査の結果が以下のすべてを満たし、主要臓器の機能が十分に保たれている患者
・白血球数 = 3,000/mm3 以上
・血小板数 = 100,000/mm3 以上
・AST、ALT：施設基準値上限の2倍以下
・総ビリルビン値：2.0mg /dl 以下

・ＢＵＮ、血清クレアチニン：施設基準値上限の1.5倍以下

◆子宮頸部上皮内腫瘍の標準的治療である円錐切除術などのほかの治療を希望しておらず、十分なインフォームド・コンセントを得られている患者

《除外基準》

◆腺異形成、上皮内腺がん、扁平上皮がんまたはその他頸部悪性腫瘍が認められる患者

◆コルポスコピーにより、子宮頸部の深奥部に病変が認められるＵＣＦまたは TZtype 3の患者

◆重複がんを有する患者

◆過去にタラポルフィンナトリウム、ポルフィマーナトリウムを用いたＰＤＴを施行した患者

◆妊娠中または妊娠している可能性のある患者、授乳中の患者、本治験の観察期間完了(最長ＰＤＴ施行24週後）までに妊娠を希望する患者

◆同意取得から本治験の観察期間完了まで、適切な避妊法を用いることができない、または適切な避妊の同意が得られない患者

◆他の治験に参加中の患者または参加終了3カ月以上経過していない患者
◆その他、治験責任医師または治験分担医師が本治験の対象として不適当と判断した患者

このような条件を理解した上で多くの患者様から治験に参加していただけることは、患者様ご自身の完治のためであることはもちろん、被験者データを蓄積してL－PDTの有効性と安全性を証明していくことで、今後承認を受けてL－PDTの治療を多くの患者様に受けていただくことにつながっていきます。

杏雲堂レディースセンターにおける婦人科疾患に対するチーム医療

本書では、子宮がん、特に子宮頸がんについてできるだけわかりやすく詳しく解説してきましたが、意外と複雑な分野であることをご理解いただけましたでしょうか。

単に病気として捉えることが第一ではありながら、病気の性質上、罹患することで妊娠・出産を望めなくなる可能性もあり、希望が絶たれてしまうという現実もあります。子宮頸がんで子宮温存、妊孕性を温存することを目的とした治療をより深く理解するためには、本書で解説したようなひとつひとつの要素をきちんと理解しておくことも大切です。

そのため、当院では前述したような遺伝子に関する情報を共有するために遺伝子診療科を設けました。

また、次のような主旨で２０２２年２月に当院内にレディースセンターを開設しました。

・来院の患者様が迷わずに的確な診療科を受診できる
・婦人科診療に関わるあらゆる情報を患者様と共有
・安心安全な患者様ファーストの診療の提供

・日常ならびに社会生活の大きな変化を強いられない
・個々の患者様に寄り添った適切な治療
・迅速な外来受診
・最善最新の治療を受けられる環境

このようなことを目的とし、それをチーム医療として実践していきます。

具体的には、当センターは婦人科を主体に関連する腫瘍内科・緩和ケア科、消化器外科、病理診断科、遺伝子診療科、放射線科で構成され、各部署横断的な連携と、多角的なサポートをしていきます。

まずは窓口へお越しいただき、適切な診療科での診察、治療法の選択肢の提供、ご本人様、パートナー様、ご家族の方々とのコミュニケーション、メリット・デメリットの共有、求められた質問への回答やアドバイスなどを通して、患者様の意思を尊重した治療方針の決定、そして実際の治療へと進んでいきます。

おわりに
（感謝と今後）

１９８８年6月から、故 天神美夫先生、故 杉下匡先生、室谷哲弥先生の御指導の下、杏雲堂病院 婦人科で婦人科腫瘍の研鑽を積むことになり、34年の年月があっという間に流れました。光陰矢の如しとは、まさにこのことであると実感しています。杏雲堂病院 婦人科で、現在までに、1万例以上の婦人科腫瘍の症例に対する手術療法に携わることができました。

また、１９８８年から、東京医科大学 外科学第一講座 加藤治文先生（現在、国際医療福祉大学 教授）教授との共同研究で始まったＰＤＴ療法も、室谷哲弥先生と三宅清彦先生の症例を含め、１０００例を超えました。子宮頸がんにおけるＰＤＴ治療法の開発と臨床応用の機会を与えてくださいました加藤治文先生に心より御礼申し上げます。

この30年間、大きな医療事故に遭遇することもなく医療を継続できたのは、公益財団法人 佐々木研究所の佐々木敬理事長をはじめ歴代理事長、杏雲堂病院の相馬正義院長をはじめ歴代院長、消化器外科の川本潤副院長、ならびに婦人科部長の馬屋原健司先生をはじめ婦人科の同僚医師、病理部長の岩屋啓一先生、放射線科部長の貞岡俊一先生、麻酔科部長の槙田浩史先生、化学療法部長・腫瘍内科科長の河野勤先生、遺伝子診療科科長の菅野康吉先生、梶原洋子副院長兼看護部長をはじめとする看護部門、特に金城真紀師長、中島尚美看護師をはじめとする外来、佐々木洋子師長をはじめとする病棟、財前加奈子師長をはじめとする手術室の各スタッフ、臨床検査科の小瀬木輪子技師長やMEセンターの白鳥良太郎係長をはじめとするコメディカル部門、平良秀一部長をはじめとする事務部門などによるチーム医療の賜物であると確信しております。

東京慈恵会医科大学 産婦人科学講座 主任教授の岡本愛光先生のご高配により、長年にわたり多数の優秀な若手産婦人科医師を当院に派遣していただき、またこの度は本書に対するご指導と帯として素晴らしい推薦のお言葉を賜り、誠にありがとうございました。さらに東京慈恵会医科大学 名誉教授、産婦人科同窓会会長の田中忠夫先生に当院婦人科顧問としてご尽力を賜り、東京慈恵会医科大学 産婦人科同窓会の諸先生方より多数の患者様をご紹介していただき、深謝いたしております。

東京医科歯科大学 麻生武志名誉教授が２０２２年1月にご逝去されたことを知り、大変驚きました。生前は、婦人科顧問として10年以上の長きにわたり更年期外来をご担当していただき、当院に対する多大なるご貢献に深く感謝申し上げますとともに、ご冥福を衷心よりお祈り申し上げます。当院でレディースセンター開設後、婦人科の更年期外来で「婦人科悪性腫瘍治療後や加齢に伴う症状・障害に対する全人的な医療」に関して、麻生先生の後任として東京医科歯科大学より派遣していただいた廣瀬明日香先生にご対応していただいております。

防衛医科大学校 産婦人科講座 主任教授の高野政志先生のご高配により、複数の優秀な若手産婦人科医師を当院婦人科手術に派遣していただき、感謝しております。

また、腹式骨盤神経温存広汎子宮全摘出術の見学の機会を与えていただいた京都大学 名誉教授の藤井信吾先生、腹腔鏡下広汎子宮全摘出術ならびに腹腔鏡下傍大動脈リンパ節郭清術の見学の機会を与えていただいた倉敷成人病センター 理事長 安藤正明先生、ならびに、癌研有明病院 婦人科部長 金尾祐之先生に深謝いたします。

本書により、子宮頸がんや子宮体がんの診断や治療、ならびに子宮頸がんに対する温存治療法であるＰＤＴとトラケレクトミーに関して、読者の方々の理解が少しでも深まることを期待しております。もし、何かお聞きになりたいことや御相談を希望される場合は、メールアドレス fujinka@po.kyoundo.jp まで、お気軽にお問い合わせください。

また、当院では、2022年2月より、レディースセンターを開設しました。レディースセンターは、主に婦人科の良性疾患と悪性疾患を対象としております。手術療法では、腹腔鏡下手術を積極的に施行しています。また、子宮頸部上皮内腫瘍に対して著効率と妊孕性温存能の高いPDT（光線力学療法）を施行しています。さらに、子宮頸がんで妊孕性温存を強く希望する場合、適応があればトラケレクトミーも行っています。

レディースセンターの組織は、婦人科、腫瘍内科・緩和ケア科、消化器外科、病理診断科、遺伝子診療科、放射線科の6つのコアとなる診療科から構成されており、受診された場合、レディースセンター担当医が適切な診療科へ振り分け、チーム医療を行います。悪性腫瘍症例に関しては、定期的に腫瘍カンファレンスを行っています。

婦人科診療に関わる当院のスタッフは、日本の婦人科腫瘍診療の中核施設や地域のがん医療の中心を担う医療機関でトレーニングや診療実績を積み、新規治療開発などにも携わってきました。その専門家集団が昨今複雑化する「婦人科腫瘍診療の科学的根拠」に基づき、また当院が得意とする「小回りが利く診療体制」を最大限発揮し、おひとりおひとりの婦人科腫瘍について詳細な検討を行いながら、患者様ファーストの最善の治療方針をご提案していきます。

病気になって初めて健康のありがたさがわかるものです。また、家族の中にひとりでも病人が出ると、心配なものです。そんな時に、医師による心温まる、適切で高度な医療と、看護師によるやさしさと思いやりに満ちた看護、そして我家のような心地よさがある親切な病院が欲しいものです。

私も家族が何度も入院した経験があり、医師や看護スタッフが本当に親身になって診てくれることが患者様本人だけでなく、家族にとっても、何よりも嬉しいということがわかりました。「病気を診ずして病人を診よ」という東京慈恵会医科大学の創設者・高木兼寛博士の言葉を座右の銘に、常にエビデンス（科学的根拠）に基づいた質の高い医療の提供を目指すと同時に、患者様の立場にたった医療の実践を心がけております。患者様はどなたでも自分の家族と思って医療に従事するよう努力いたします。

当院婦人科は、遠方からのご紹介を多数いただいております。沖縄の病院から紹介され当院で腹腔鏡補助下広汎子宮頸部摘出術を受けた患者様がおられます。ＰＤＴに関しては、北は北海道から南は鹿児島に至るまで、遠方にお住まいのＣＩＮ３の患者様が多数来院されています。海外在住のＣＩＮ３の患者様もＰＤＴを受けました。最近、20

代のウクライナ系アメリカ人の患者様がコロナ禍の最中、緊急来日し杏雲堂病院でPDTを受け、完治しました。話題は少し逸れますが、そのウクライナ系アメリカ人の患者様は、現在アメリカ在住のため戦禍を免れていますが、その方のご家族はウクライナに居住されており、非常に安否を心配されています。

また、ウクライナ関連でもうひとつエピソードがあります。トラケレクトミー適応外であるIB3期子宮頸部扁平上皮がんの28歳の患者様が、杏雲堂病院で両側卵巣温存移動術を含む広汎子宮全摘出術と再発予防のため術後CCRTを受けました。通常、子宮全摘出後は妊娠を諦めざるを得ませんが、その後もご夫妻は挙児希望が強く、AMHが0.1と低値でしたが、上方移動した卵巣から経腹壁的採卵を受け、ご主人との凍結受精卵の作成に成功しました。ご夫妻は、その後も日本では受けられない代理出産システムを模索し、ウクライナの代理出産システムで妊娠し、その代理母が、戦禍の中、2022年7月キーウで無事出産しました。戦禍を逃れポーランドで遺伝学的に母親である私の患者様とその奇跡の子が無事に出会いました。子宮頸がんで広汎子宮全摘出術を受けた場合、子宮移植術が成功しない限り妊娠できませんが、海外の代理出産システムで、しかも、戦禍の中、無事に妊娠出産できた究極の妊孕性温存症例を経験しました。

ひとりでもがん患者様を助けたいと思う医療者からすると、戦争は医療とは全く正反対なことです。戦争で亡くなられた方々のご冥福をお祈りいたしますとともに、一刻も早く平和な日々を取り戻せるように祈念しています。

最後に、当院婦人科、腫瘍の臨床統計解析の支援を行っていただいた研究補助員の小野塚（旧姓：河口）愛子様、本書の編集を行っていただいた杉本多恵様に深謝いたします。

当院レディースセンターで、婦人科診療を希望される患者様は、当院ホームページを参照されて、「外来予約センター」（０３－３２９２－２０５８）に電話して、予約をお取りください。医療機関様から当院レディースセンターへのご紹介は「地域連携科」（０３－３２９２－２０５４）へお電話ください。

今後とも、よろしくお願い申し上げます。

坂本　優

この本の内容についてのご質問、お問い合わせは、
次のメールアドレスまでご連絡ください。
sakamoto@po.kyoundo.jp

Ⅰ. 原著論文（*n=152*）

自著論文

○単著論文

1 坂本 優
「ヒト子宮頚部腺癌培養細胞株（TMCC-1）の樹立とその細胞生物学的ならびに免疫学的特性に関する研究」
東京医科大学雑誌 1988；46（5）：925-36

2 Sakamoto M
「Safety guidelines for photodynamic therapy in the treatment of early stage cancer and dysplasia of the uterine cervix.」
Laser Therapy 2012；21（1）：60-64

○筆頭者として発表した共著論文

3 坂本 優、小川俊隆、又吉国雄、宮野 誠、宇都宮篤司、根岸能之 ほか
「分娩時けいれんを呈した二症例 −子癇と脳内出血−」
日産婦東京会誌 1983；32（3）：325-329

4 坂本 優、小川俊隆、又吉国雄、宮野 誠、宇都宮篤司、根岸能之 ほか
「母乳の栄養学的組成とくにタウリン量の検討（Ⅱ報）」
日産婦東京会誌 1984；33（9）：1535

5 坂本 優、左 昌根、宇都宮篤司、上田敦生、野平知雄
「分娩様式別の母児血糖、血中IRI、血中Cortisolの動態」
日産婦関東連会報 1985；42：72

6 坂本 優、ほか
「乳児特発性ビタミンK欠乏性出血症に対する予防法の検討特に母親にVK1強化粉乳の投与法によって」
日新生児会誌 1986；22（1）：30.

7 坂本 優、岡部一裕、又吉国雄、根岸能之、秋谷 清
「ヒト子宮頚部腺癌培養細胞株（TMCC-1）の樹立とその性状」
日本産科婦人科学会雑誌 1987；39（臨増）；334

8 坂本 優、足立順子、加田日出美、岡部一裕、又吉国雄、根岸能之 ほか
「ヒト子宮頚部腺癌株の樹立とその性状」
東京医科大学雑誌 1987；45（1）:151

9 坂本 優、岡 隆志、岡部一裕、根岸能之、秋谷 清
「ヒト子宮頚部腺癌培養細胞株 TMCC-1の腫瘍マーカー産生能」
日産婦関東連会報 1987；46：100

10 坂本 優、杉下 匡 ほか
「子宮頚部上皮内癌および異形成に対するエキシマ・ダイ・レーザーを用いた光力学的療法（PDT）の検討」
日本婦人科病理・コルポスコピー学会雑誌 1989；7（2）：207-8

11 坂本 優、杉田道夫、杉下 匡、天神美夫
「エキシマ・ダイ・レーザーによる子宮頚部dysplasiaの治療」
東京医科大学雑誌 1989；47（3）：603

12 **坂本 優**、伊藤良弥、室谷哲弥、杉田道夫、杉下 匡、天神美夫 ほか
「エキシマ・ダイ・レーザーを用いた子宮頚部上皮内癌および異形成に対する光力学的療法(PDT)の検討」
日本レーザー医学会誌 1989；10（3）：195-8

13 **坂本 優**、木島武俊、杉下 匡、室谷哲弥、杉田道夫、天神美夫
「剔出子宮の臓器保存法」
日本産科婦人科学会会誌 1989；41（臨増）：359

14 **坂本 優**、杉下 匡 ほか
「MTT assya および細胞形態による子宮頚癌特に頚部腺癌株に対する制癌剤感受性の検討」
Oncology & Chemotherapy 1989；5（2）：149

15 **坂本 優**、伊藤良弥、室谷哲弥、杉田道夫、杉下 匡、天神美夫 ほか
「子宮頚部腺癌培養細胞における腫瘍マーカーCA125とcell cycleとの相関に関する基礎的検討」
Oncology & Chemotherapy 1989；5（4）：336-4

16 **坂本 優**、伊藤良弥、室谷哲弥、杉田道夫、杉下 匡、天神美夫
「子宮癌に対するCDDPを主体とした動注化学療法の基礎的、臨床的検討」
Oncology & Chemotherapy 1990；6（2）：144-5

17 **坂本 優**、Kallioniemi O、Kallioniemi A、Ulrich H、Segraves R、L C Yu ほか
「Fluorescence In Situ Hybridization (FISH) による染色体異常の検出」
日産婦東京会誌 1984；33（9）：1535

18 **坂本 優**、作永穂高、岩渕浩之、室谷哲弥、杉田道夫、杉下 匡 ほか
「FISHによる増殖因子の検出」
Oncology & Chemotherapy 1992；8（4）：357-64

19 **坂本 優**、作永穂高、岩渕浩之、室谷哲弥、杉田道夫、杉下 匡 ほか
「新しい分子細胞遺伝学的方法(CGH)による卵巣癌の遺伝子増幅ならびに欠失領域の解析」
日本癌治療学会会誌 1993；28（9）：121

20 **坂本 優**、高橋宙子 ほか
「遺伝子コピー数の減少をゲノム全体について検索できる新しい分子細胞遺伝学的手法 ...Comparative Genomic Hybridization...」
変異原性試験 1994；3（4）：197-205

21 **坂本 優**、馬屋原健司、功刀孝也、秋谷 司、高橋宙子、岩渕浩之 ほか
「新しい分子細胞遺伝学的方法（Comparative Genomic Hybridization）を用いた卵巣癌の抗癌剤耐性関連遺伝子マーカーの検索に関する研究」
Oncology & Chemotherapy 1995；11（2）：124-32

22 **Sakamoto M**、Pinkel D、Mascio L、Sudar D、Peters D、Kuo Wen-Lin、et al
「Semiautomated DNA Probe Mapping Using Digital Imaging Microscopy：Ⅱ. System Performance」
Cytometry 1995;19:60-9

23 **坂本 優**、三浦史仁、坂本宙子、末広 寛、功刀孝也、馬屋原健司 ほか
「FISHならびにCGHによる遺伝子異常の検索」
Oncology & Chemotherapy 1996；12（3）：201-13

24 **坂本 優**、三浦史仁、坂本宙子、菊池義公、末広 寛、秋谷 司 ほか
「CGHおよびLSC法を組み合わせた卵巣癌のシスプラチン耐性機構の解明に関する研究」
CYTOMETRY RESEARCH 1996；6（2）：9-20

25 **坂本 優**、三浦史仁、坂本宙子、末広 寛、秋谷 司、岩渕浩之 ほか
「細胞診検体に対する comparative genomic hybridization」
病理と臨床 1996；14（10）：1247-54

26 **坂本 優**、坂本宙子、岩渕浩之、菊池義公、石館 基、野田哲生 ほか
「Comparative Genomic Hybridization（CGH）による婦人科癌の分子細胞遺伝学的解析」
第25回環境変異原研究 1997；19（1,2）：101-4

27 **坂本 優**、岩渕浩之、作永穂高、馬屋原健司、末広 寛、功刀孝也 ほか
「卵巣癌遺伝子異常のCGH解析」
月刊 組織培養工学 1997；23（9）：27-34

28 **坂本 優**、坂本宙子、岩渕浩之、三浦史仁、馬屋原健司、功刀孝也 ほか
「Comparative Genomic Hybridization（CGH）法によるゲノム異常の解析 −がん診断への応用−」
Biotherapy 1997；11（11）：1153-61

29 **坂本 優**、豊泉 長、菊池義公、岡本愛光、田中忠夫、中山裕樹 ほか
「婦人科腫瘍におけるテロメラーゼ活性測定の臨床的意義に関する多施設共同研究」
Oncology & Chemotherapy 1998;14（1）:41-52

30 **坂本 優**、永田 洋、松本久徳、坂本宙子、河崎恵子、末広 寛 ほか
「シスプラチン耐性卵巣癌細胞におけるシスプラチンとイリノテカンとの併用効果」
Oncology & Chemotherapy 1998；14（2）：137-145

31 **坂本 優**、馬屋原健司、坂本宙子、河崎恵子、末広 寛、功刀孝也 ほか
「癌関連遺伝子異常と薬剤感受性」
癌と化学療法 1998；25（12）：1819-31

32 **坂本 優**、坂本宙子、河崎恵子、功刀孝也、秋谷 司、岩渕浩之 ほか
「癌関連遺伝子情報は、細胞診染色像からつかめるか？」

日本臨床細胞学会東京都支部会報 1998；16（1）：17-23

33 **坂本 優**、坂本宙子、岩渕浩之、馬屋原健司、功刀孝也、秋谷 司 ほか
「CGH 法（Comparative Genomic Hybridization）によるゲノム異常の解析 −婦人科がん診断への応用−」
CYTOMETRY RESEARCH 1999；9（1）：41-51

34 **Sakamoto M**、Toyoizumi T、Kikuchi Y、Okamoto A、Nakayama H、Aoki D、et al
「Telomerase activity in gynecological tumors」
ONCOLOGY REPORTS 2000；7：1003-9

35 **坂本 優**、近藤亜矢子、三宅清彦、小屋松安子、秋谷 司、岩渕浩之 ほか
「細胞診 −21世紀への展望 第5章 新技術・周辺領域技術の応用と展開 3.フローサイトメトリー」
臨床検査 2000；44（11）：1423-33

36 **坂本 優**、近藤亜矢子、河崎恵子、坂本宙子、後藤友子、三宅清彦 ほか
「マイクロアレイ法による卵巣癌の抗癌剤耐性関連遺伝子発現プロファイルの解析」
Oncology & Chemotherapy 2001;17（4）:244-52

37 **Sakamoto M**、Kondo A、Kawasaki K、Goto T、Sakamoto H、Miyake K、et al
「Analysis of gene expression profiles associated with cisplatin resistance in human ovarian cancer cell lines and tissues using cDNA microarray」
Human Cell 2001;14（4）:305-15

38 **坂本 優**、菊池義公、田中忠夫、天神美夫
「Ⅳ. CGHとcDNAマイクロアレイ技術の耐性診断への応用 7.cDNAマイクロアレイ法による卵巣がんの抗がん剤耐性診断」
臨床病理レビュー特集 2002;119:171-83

39 **坂本 優**、近藤亜矢子、三宅清彦、小屋松安子、秋谷 司、岩渕浩之 ほか
「d. イメージサイトメトリー」
病理と臨床 2002;20:91-9

40 **坂本 優**、近藤亜矢子、三宅清彦、小屋松安子、秋谷 司、中野 真 ほか
「婦人科領域のがん検診・診断法の最先端情報」
日本婦人科がん検診・診断学会誌 2003;10（2）:183-7

41 **坂本 優**、岡本三四郎、三宅清彦、小屋松安子、秋谷 司、中野 真 ほか
「分子標的治療とトランスレーショナルリサーチ」
臨床婦人科産科 2007;61（10）:1240-51

42 **坂本 優**、中島邦宣、三宅清彦、小屋松安子、秋谷 司、中野 真 ほか
「子宮頚部ならびに外陰部の初期がんに対する光線力学療法(PDT)の現状と展望」
産婦人科の実際 2007;56（4）:553-64

43 **坂本 優、岡本三四郎、中野 真、田中忠夫**
「HPVの疫学と子宮頸癌発生の分子機構」
産婦人科の実際 2008;57:10

44 **坂本 優**、岡本三四郎、三宅清彦、小屋松安子、秋谷 司、中野 真、天神美夫、田中忠夫
「HPV ワクチンとその意義」
産婦人科の実際 2008;57:13

45 **坂本 優**、岡本三四郎、三宅清彦、小屋松安子、秋谷 司、中野 真 ほか
「妊孕性温存療法としての子宮頸部初期病変に対する光線力学療法(photodynamic herapy : PDT)」
床婦人科産科 2007;61（10）:1240-51

46 **坂本 優**、岡本三四郎、三宅清彦、小屋松安子、秋谷 司、茂木 真 ほか
「子宮頸部病変の保存的治療－とくに子宮温存療法の種類とその適応について－」
日本婦人科腫瘍学会誌 2011;29（3）:680-690

47 **坂本 優**、ほか
「子宮頸がんにおけるPDT(光線力学療法)の応用と今後の推移」
Medical Photonics 2017;（1）, 19-26

48 **坂本 優**、池勇輝、原野尚美、馬屋原健司、上田 和、岡本愛光 ほか
「広汎子宮頸部摘出術」
産婦人科の実際 2018;67（11）:1471-1483

49 **Sakamoto M**、Miyagi E、Sumi Y、Aisaka K、Kuno N、Nagano H、Asahara S、Han SR、Wakana A、Murata S、Sawata M、Tanaka Y
「Effectiveness on high-grade cervical abnormalities and long-term safety of the quadrivalent human papillomavirus vaccine in Japanese women」
J Infect Chemother. 2019; 25:520-527

50 **坂本 優**、福島蒼太、堀川真吾、小池勇輝、小池良子、原野尚美、鈴木佳世、鳴井千景、滝川 彩、小屋松安子、田部 宏、岩屋啓一、馬屋原健司、田中忠夫、岡本愛光
「子宮頸部上皮内腫瘍に対するレザフィリンを用いたPDTの第Ⅰ/Ⅱ相臨床試験」
産婦人科の実際 2020; 69（9）:957-971

○共著論文

51 矢口誠一、**坂本 優**、小川俊隆、井坂恵一、又吉国雄、吉田啓治 ほか
「反復出血が認められた低位胎盤例」
東京医科大学雑誌 1983;41（1）:520

52 秋谷 清、小林一彦、岡 隆志、**坂本 優**
「がん化学療法の副作用の対策消化器系不定愁訴に対するKW-5338(Domperidone)座薬(60mg)の治療効果」
産婦人科の実際 1984;33（9):1407-11

53 根岸能之、**坂本 優**、岡 隆志、佐野 養、岡部一裕、清水孝順 ほか
「卵巣癌患者に対するBRMとしてのOK-432の基礎的並びに臨床的研究」
日本産科婦人科学会雑誌 1986;38:214

54 根岸能之、岡 隆志、古川敏仁、**坂本 優**、岡部一裕、清水孝順 ほか
「卵巣癌における腫瘍マーカーのCombination Assayの臨床的意義」
日本癌治療学会誌 1986;21（8）:2053

55 岡 隆志、左 昌根、**坂本 優**、乗杉輝彦、根岸能之、秋谷 清 ほか
「卵巣腫瘍における腫瘍関連抗原の光顕ならびに電顕的局在に関する研究」
日本産科婦人科学会雑誌 1987;39（臨増）:269

56 岡 隆志、**坂本 優**、岡部一裕、根岸能之、秋谷 清、天神美夫
「婦人性器癌におけるモノクーロナル抗体KM-93の検討」
Oncology & Chemotherapy 1987;3（4）:363-7

57 根岸能之、藤原 潔、**坂本 優**、岡 隆志、岡部一裕、秋谷 清
「卵巣腫瘍検診における腫瘍マーカーの意義」
日産婦東京会誌 1987;36（4）:461-4

58 根岸能之、足立順子、**坂本 優**、岡 隆志、佐野 養、岡部一裕 ほか
「婦人科悪性腫瘍における免疫療法の基礎的・臨床的研究」
東京医科大学雑誌 1987;45（1）:152

59 根岸能之、**坂本 優**、岡 隆志、秋谷 清
「卵巣癌患者におけるLAK様活性に関する研究」
日産婦関東連会報 1987;46:139

60 作永穂高、**坂本 優**、根岸能之、秋谷 清
「子宮頚癌とくに頚部腺癌に対するMTT assayによる制癌剤感受性試験の検討」
日本産科婦人科学会会誌 1987;40:111

61 Negishi Y、Hirata T、Furukawa T、Okata T、**Sakamoto M**、Okabe K、et al
「Clinical use of CA125 and its combination assay with other tumor marker in patients with ovarian carcinoma」
Gynecologic and Obstetric Investigation 1987;23（3）:200-7

62 岩渕浩之、**坂本 優**、岡部一裕、奴田原裕一、中村文武、根岸能之 ほか
「早期に骨転移を来した子宮内膜癌（Ib-G3）の1例」
日産婦東京会誌 1988;37（2）:131-4

63 作永穂高、**坂本 優**、原 譲、佐藤博己、島 峰雄、根岸能之 ほか
「MTT assay による制癌剤感受性試験」
Oncology & Chemotherapy 1988;4（4）:456-65

64 藤原 潔、岡 隆志、**坂本 優**、岡部一裕、佐藤博己、根岸能之 ほか
「子宮頚部腺癌組織における CEA、CA19-9、CA125 の局在と粘液組成 −正常頚管腺との比較研究−」
日本婦人科病理・コルポスコピー学会雑誌 1988;6（1）:109

65 杉田道夫、**坂本 優**、木島武俊、室谷哲弥、天神美夫、杉下 匡
「シスプラチン（CDDP）効果判定における Living cell, Dead cell の分別、S 期細胞の動態およびその形態」
FCM-Cell Biology 1989;1:75-80

66 Negishi Y、Sakunaga H、**Sakamoto M**、Mutai Y、Okabe K、Akiya K
「Clinical Significance of Simultaneous Measurements of CA125, CA19-9 and Liqid-bound Sialic Acid(LSA) in Patients with Endometrial Carcinoma」
J Tokyo Med Coll 1989;47（4）:683-91

67 Negishi Y、**Sakamoto M**、Akiya K
「Clinical use of basic feto protein（BFP） in patients with ovarian carcinoma」
J Tumor Marker Oncology 1989

68 杉田道夫、作永穂高、**坂本 優**、伊藤良弥、室谷哲弥、杉下 匡 ほか
「癌性腹膜炎を合併した卵巣癌症例における DNA aneuploidy の評価と問題点」
日本産婦人科学会東京地方部会会誌 1990;39（2）:130-2

69 伊藤良弥、作永穂高、**坂本 優**、室谷哲弥、杉田道夫、杉下 匡 ほか
「Vira Type TM in situ HPVプローブによる軽度・中等度異形成follow up例の検討」
日本産婦人科学会東京地方部会会誌 1990;39（3）:249-53

70 天神美夫、作永穂高、**坂本 優**、室谷哲弥、杉田道夫、杉下 匡 ほか
「子宮頚部における初期癌および前癌病変に対するエキシマ・ダイ・レーザー療法」
産婦人科治療 1990;61（5）:987-92

71 根岸能之、**坂本 優**、岡部一裕
「卵巣癌におけるCA125の臨床的有用性と産生能」
産婦人科の実際 1990;39（13）:1995-2000

72 天神美夫、作永穂高、**坂本 優**、室谷哲弥、杉田道夫、杉下 匡 ほか
「エキシマ・ダイ・レーザーを用いた光力学的療法での子宮頸癌に対する至適照射法での検討」
産婦人科の実際 1990;39（13）:1963-7

73 岩渕浩之、中谷 仁、永田順子、**坂本 優**、根岸能之、作永穂高 ほか
「子宮体部未分化癌培養株（TMCC-2・U）の樹立とその性状」
Human Cell 1991;4（1）:58-62

74 岩渕浩之、永田順子、作永穂高、**坂本 優**、岡部一裕、奴田原裕一 ほか
「子宮体部明細胞癌培養株（TMCC-2）の樹立とその性状」
日本産科婦人科学会会誌 1991;43（7）:771-8

75 Pinkel D、**Sakamoto M**、Matsumura K、Kallioniemi A、Kallioniemi O、Waldman F、et al
「Application of Fluorescence in Situ Hybridization to Detection of Chromosomal Aberrations」
Cytometry Research 1992;2（1）:1-11

76 室谷哲弥、作永穂高、**坂本 優**、杉田道夫、杉下 匡、天神美夫 ほか
「PHE（Porfimer Sodium）および Excimer Dye Laser（PDT EDL-1）による初期子宮頸癌ならびにその前癌病変に対する Photodynamic therapy（PDT）の臨床第Ⅲ相試験」
Oncology & Chemotherapy 1992;8（3）:302-7

77 岩渕浩之、柵山 恵、永田順子、**坂本 優**、岡部一裕、根岸能之 ほか
「子宮体部明細胞癌培養株（TMCC-2C）および同培養株より形質転換を示した未分化癌培養株（TMCC-2U）の細胞所見ならびに透過電顕所見についての検討」
日本婦人科病理・コルポスコピー学会雑誌 1992;10（2）:61-7

78 室谷哲弥、岩渕浩之、高野浩邦、小林重光、作永穂高、**坂本 優** ほか
「Photodynamic Therapy（PDT）による初期子宮頸癌および異形成に対する保存的療法」
Oncology & Chemotherapy 1993;9（1）:21-32

79 杉田道夫、岩渕浩之、**坂本 優**、室谷哲弥、杉下 匡、天神美夫 ほか
「共焦点レーザー顕微鏡（CONFOCAL LASER SCANNING MICROSCOPY, CLSM）による光学的細胞断層像の化学療法への応用に関する研究」
Oncology & Chemotherapy 1993;9（2）:126-31

80 Yu LC、Williams J、Wang BB、Vooijs M、Weier HU、**Sakamoto M**、et al
「Characterization of i（18p）in prenatal diagnosis by fluorescence in situ hybridization」
PRENATAL DIAGNOSIS 1993;13:355-61

81 Negishi、Y Iwabuchi H、Sakunaga H、**Sakamoto M**、Okabe K、Sato H、et al
「Serum and Tissue Measurements of CA72-4 in Ovarian Cancer Patients」
GYNECOLOGIC ONCOLOGY 1993;48（2）:148-54

82 中村治彦、**坂本 優**、加藤治文、J.W.Gray
「やさしい遺伝学入門 －12 Fluorescence In Situ Hybridization－」
Molecular Medicine 1993;30(12):1610-1613

83 Nakai T、Sakahara H、Endo K、Shirato M、Kobayashi H、**Sakamoto M**、et al
「Changes in CA125 release and surface expression caused by drugs in uterine cervix adenocarcinoma cells」
Annals of Nuclear Medicine 1993;7（3）:133-8

84 作永穂高、**坂本 優**、杉下 匡、天神美夫、岩渕浩之、J.W.Gray
「Comparative Genomic Hybridization（CGH）を用いた癌における遺伝子の増幅と欠失の検索」
組織培養 1994;20（2）:17-22

85 室谷哲弥、馬屋原健司、功刀孝也、作永穂高、**坂本 優**、杉下 匡 ほか
「Photodynamic Therapy（PDT）の臨床 ... コルポ診、細胞診、組織診における変化を含めて」
日本レーザー医学会誌 1994;15（1）:41-52

86 作永穂高、**坂本 優**、杉下 匡、天神美夫、宮下光世、中島 孝 ほか
「二色同時 FISH ならびにデジタル蛍光顕微鏡システムを用いた子宮頸癌培養細胞における Human Papilloma Virus DNA および c-myc 遺伝子の核内局在に関する研究」
日本婦人科病理・コルポスコピー学会雑誌 1994;12（2）:195-205

87 作永穂高、**坂本 優**、室谷哲弥、杉田道夫、杉下 匡、天神美夫
「機能温存療法の現状と将来 −特に婦人科癌における PDT 療法を中心に−」
Oncology & Chemotherapy 1994;10（4）:197-200

88 Iwabuchi H、**Sakamoto M**、Sakunaga H、Ma YY、Carcangiu ML、et al
「Genetic Analysis of Benign,Low-Grade and High-Grade Ovarian Tumor」
CANCER RESEARCH 1995;55:6172-80

89 杉田道夫、秋谷 司、馬屋原健司、作永穂高、**坂本 優**、室谷哲弥 ほか
「卵巣癌における X chromosome 構造異常検出に関する２色同時FISH の基礎的研究」
Oncology & Chemotherapy 1995;11（1）:37-41

90 室谷哲弥、末広 寛、馬屋原健司、秋谷 司、岩渕浩之、**坂本 優** ほか
「早期子宮頸癌の光線力学的治療」
癌と化学療法 1995;23（1）:47-56

91 室谷哲弥、末広 寛、馬屋原健司、秋谷 司、岩渕浩之、作永穂高、**坂本 優** ほか
「CIN に対する子宮温存手術 −光線力学療法（Photodynamic Therapy）の治療成績−」
日本産婦人科手術学会機関誌 1996;7:27-38

92 岩渕浩之、**坂本 優**、作永穂高、秋谷 司、末広 寛、室谷哲弥 ほか
「CGH（Comparative Genomic Hybridization）を用いた卵巣癌の遺伝学的診断」
産婦人科の実際 1997;46（1）:89-95

93 功刀孝也、佐藤重美、齋藤良治、**坂本 優**、杉下 匡、天神美夫
「子宮頸癌細胞における HPV DNA の検出ならびに c-myc 遺伝子との分子細胞遺伝学的関連」
日本臨床細胞学会雑誌 1997;36（2）:163-6

94 岩渕浩之、**坂本 優**、杉下 匡、天神美夫、田中忠夫
「CGH（Comparative Genomic Hybridizatino）法による染色体異常検出」
組織培養工学 1997;23（5）:16-21

95 天神美夫、**坂本 優**、岩渕浩之
「卵巣癌の遺伝子診断」
産婦人科治療 1997;74(2)

96 岩渕浩之、**坂本 優**、作永穂高、秋谷 司、末広 寛、室谷哲弥 ほか
「漿液性嚢胞の組織学的分化度と遺伝子コピー数異常(CNAs)についての検討」
日本婦人科病理・コルポスコピー学会雑誌 1997;15(2):171-7

97 Muroya T、Suehiro Y、Kunugi T、Umayahara K、Akiya T、**Sakamoto M**、et al
「Photodyamic Therapy(PDT) for Early Stage Cervical Cancer」
The Journal of Tokyo Medical College 1997;55(3):27-43

98 馬屋原健司、**坂本 優**、杉下 匡
「マイクロダイセクションを用いたDOP-PCR CGH法」
臨床検査 1998;42(2):459-61

99 室谷哲弥、河崎恵子、功刀孝也、秋谷 司、岩渕浩之、**坂本 優** ほか
「CINに対するPDT(Photodynamic therapy)療法」
産婦人科治療 1998;77(4):441-3

100 Muroya T、Kawasaki K、Kunugi T、Akiya T、Iwabuchi H、**Sakamoto M**、et al
「Application and Prospects of PDT for Cervical Cancer」
PORPHYRINS 1998;7(2, 3):187-92

101 Matsumoto H、Shichijo S、Kawano、K Nishida T、**Sakamoto M**、Itoh K
「Expression of the SART-1 Antigens in Uterine Cancer」
Japan Journal of Cancer Research 1998;89(12):1292-5

102 Muroya T、Kawasaki K、Suehiro Y、Kunugi T、Umayahara K、**Sakamoto M**、et al
「Application of PDT for Uterine Cervical Cancer」
Diagnostic and Therapeutic Endoscopy 1999;5:183-90

103 室谷哲弥、河崎恵子、功刀孝也、秋谷 司、岩渕浩之、**坂本 優** ほか
「子宮頚部初期病変に対する治療 −特に妊孕能温存を目的として −光線力学的治療(PDT:Photodynamic Therapy)による方法」
産科と婦人科 1999;66(9):1163-71

104 Suehiro Y、**Sakamoto M**、Umayahara K、Iwabuchi H、Sakamoto H、Tanaka N、et al
「Genetic Aberrations Detected by Comparative Genomic Hybridization in Ovarian Clear Cell Adenocarcinomas」
Oncology 2000;59:50-6

105 Muroya T、Kawasaki K、Kunugi T、Akiya T、Iwabuchi H、**Sakamoto M**、et al
「Application and Characteristics of Photodynamic」
Therapy for Cervical Cancer.Photomedicine in Gynecology and Reproduction 2000;270-7

106 Tanaka S、Tuda N、Kawano K、**Sakamoto M**、Nishida T、Hashimoto T、et al
「Expression of Tumor-rejection Antigens in Gynecologic Cancers」
Jpn.J.Cancer Res 2000;91:1177-84

107 Hirai Y、Tanaka N、Furuta R、Kawaguchi T、Shirahama S、**Sakamoto M**、et al
「Somatic Mutations of the PTEN/MMAC1 Gene Associated with Frequent Chromosomal Loss Detected Using Comparative Genomic Hybridization in Endometrial Cancer」
Gynecologic Oncology 2001;83(1):81-8

108 室谷哲弥、三宅清彦、小屋松安子、秋谷 司、岩渕浩之、**坂本 優** ほか
「子宮頸部初期癌に対する光線力学的療法」
産婦人科治療 2001;82（2）:218-23

109 室谷哲弥、三宅清彦、小屋松安子、秋谷 司、岩渕浩之、**坂本 優** ほか
「3. 子宮頸部異形成～子宮頸部上皮内癌」
産科と婦人科 2001;68（5）:604-10

110 Umayahara K、Numa F、Suehiro Y、Sakata A、Nawata S、**Sakamoto M**、et al
「Comparative Genomic Hybridization Detects Genetic Alterations During Early Stages of Cervical Cancer Progression」
GENES,CHROMOSOMES & CANCER 2002;33:98-102

111 Umayahara K、Numa F、Inokuma A、Sueoka K、Kawasaki K、**Sakamoto M**、et al
「Genetic alterations related to lymph node metastasis and peritoneal dissemination in epithelial ovarian cancers」
ONCOLOGY REPORTS 2002;9:1115-9

112 Imoto I、Tsuda H、Hirasawa A、Miura M、**Sakamoto M**、Hirohashi S、et al
「Expression of cIAP1, a Target for 11q22 Amplification, Correlates with Resistance of Cervical Cancer to Radiotherapy」
CANCER RESEARCH 2002;62:4860-6

113 近藤亜矢子、**坂本 優**、三宅清彦、小屋松安子、秋谷 司、岩渕浩之 ほか
「DNA チップ技術」
産婦人科の実際 2002;51（10）:1394-401

114 室谷哲弥、三宅清彦、小屋松安子、秋谷 司、岩渕浩之、**坂本 優**
「8. 術後治療 - 化学療法併用放射線療法」
産科と婦人科 2003;70（5）:617-26

115 Mochizuki K、Sato Y、Tsuda N、Shomura H、**Sakamoto M**、Matsuura K、et al.
「Immunological evaluation of vaccination with pre-designated peptides frequently selected as vaccine candidates in an individualized peptide vaccination regimen」
INTERNATIONAL JOURNAL OF ONCOLOGY 2004;25:121-31

116 室谷哲弥、秋谷 司、中野 真、**坂本 優**、天神美夫
「子宮頸癌の治療 光線力学療法」
日本臨床 2004;62（10）:158-68

117 小屋松安子、**坂本 優**、秋谷 司、中野 真、室谷哲弥、岩間毅夫 ほか
「Ⅱ ポリポーシス(2) Peutz-Jeghers 症候群 b. 子宮頸部腺癌」
Early Colorectal Cancer 2005;9（6）:529-34

118 Kanoh A, Seko A, Ideo H, Yoshida M, Nomoto M, **Sakamoto M,** et al.
「Ectopic expression of N-acetylglucosamine 6-O-sulfotransferase 2 in chemotherapy- resistant ovarian adenocarcinomas」
Glyco-conjugate Journal 2006;23（5-6）:453-60

119 Goto T、Takano M、**Sakamoto M**、Kondo A、Hirata J,、Kita T、et al
「Gene expression profiles with cDNA microarray reveal RhoGDI as a predictive marker for paclitaxel resistance in ovarian cancers.」
産科と婦人科 Oncology Reports 2006;15:1265-71

120 中野 真、**坂本 優**、中島邦宣、三宅清彦、秋谷 司、落合和徳 ほか
「産婦人科救急対応マニュアル・婦人科手術後の合併症 −術後出血、血腫−」
産科と婦人科 2006;73（11）:1607-12

121 中島邦宣、**坂本 優**、三宅清彦、秋谷 司、中野 真、天神美夫 ほか
「CGH を用いた新しい予後因子やバイオマーカー探索」
産婦人科の実際 2006;55（13）:2173-83

122 中島邦宣、**坂本 優**、三宅清彦、秋谷 司、中野 真、室谷哲弥 ほか
「外陰部表皮内新生物（VIN）に対する PDT（光線力学療法）の有用性」
日本婦人科腫学会雑誌 2007;25（1）:44-9

123 中野 真、**坂本 優**、岡本三四郎、三宅清彦、秋谷 司、中島邦宣 ほか
「MRI 拡散強調画像が有効であった子宮内膜症性卵巣嚢胞に合併した卵巣癌の３例」
日本婦人科腫瘍学会雑誌 2008;26（1）:47-53

124 岡本三四郎、中野 真、**坂本 優**、田中忠夫
「子宮頸癌検診における HPV-DNA 検査とその意義」
産婦人科の実際 2008;57:11

125 岡本三四郎、中野 真、**坂本 優**、田中忠夫
「子宮頸部細胞診報告様式 −日母分類とベセスダシステム 2001 −」
婦人科の実際 2008;57:12

126 Seko A、Kataoka F、Aoki D、**Sakamoto M**、Nakamura T、Hatae M、et al
「1,3-Galactosyltransferases-4/5 Are Novel Tumor Markers for Gynecologycal Cancers」
Tumor Biology 2009;30:43-50

127 Seko A、Kataoka F、Aoki D、**Sakamoto M**、Nakamura T、Hatae M、et al
「N-Acetylglucosamine 6-0-sulfotransferase-2 as a tumor marker for uterine cervical and corpus cancer」
Glycoconj J 2009;26（8）:1065-73

128 Koyamatsu Y、**Sakamoto M**、Miyake K、Muroya T、Sugano K、Nakao Y、et al
「Gene expresiion profiles and microsatellite instability in uterine corpus endometrioid adenocarcinoma」
J Obstet Gynaecol Res 2010;36（2）:336-43

129 Takano M、Kikuchi Y、Asakawa T、Goto T、Kita T、**Sakamoto M**、et al
「Identification of potential serum markers for endometrial cancer using protein expression profiling」
J Cancer Res Clin Oncol 2010;136（3）:475-81

130 三宅清彦、岡本三四郎、秋谷 司、中野 真、**坂本 優**、天神美夫 ほか
「先行化学療法無効の子宮平滑筋肉腫に対するDG（Docetaxel+Gemcitabine）療法の有効性」
日本婦人科腫瘍学会誌 2010;28（1）:55-60

131 中野 真、石井千佳子、岡本三四郎、三宅清彦、小屋松安子、**坂本 優** ほか
「卵巣皮様嚢腫の MRI 拡散強調画像」
日本婦人科腫瘍学会誌 2010;28（2）:155-161

132 Kyo S、Sakaguchi J、Kiyono T、Shimizu Y、Maida Y、**Sakamoto M**、et al
「Forkhead transcription factor F0X01 is a direct target of progestin to inhibit endometrial epithelial cell growth」
Clin Cancer Res 2011;17（3）:525-537

133 中野 真、石井千佳子、岡本三四郎、三宅清彦、小屋松安子、**坂本 優** ほか
「子宮平滑筋腫瘍のMRI拡散強調画像」
日本婦人科腫瘍学会誌 2011;29（1）:91-97

134 三宅清彦、嘉屋隆介、小屋松安子、茂木 真、秋谷 司、**坂本 優** ほか
「子宮頸部再発病変に対する光線力学療法(PDT)の現状と展望」
日本レーザー医学会誌 2012;33:136-140

135 Ideo H、Hoshi I、Yamashita K、and **Sakamoto M**
「Phosphorylation and externalization of galectin-4 is controlled by Src family kinase」
Glycobiology. 2013; 23（12）:1452-62

136 Mikami M、Aoki Y、**Sakamoto M**、Shimada M、Takeshima N、Fujiwara H、et al
「Disease Committee of Uterine Cervical and Vulvar Cancer, Japanese Gynecologic Oncology Group. Current surgical principle for uterine cervical cancer of stages Ⅰa2, Ⅰb1, and Ⅱa1 in Japan: a survey of the Japanese Gynecologic Oncology Group」
International Journal of Gynecological Cancer 2013; 23:1655-1660

137 Kikuchi R、Kikuchi Y、Tsuda H、Maekawa H、Kozaki KI、Imoto I、Tamai S、Shiotani A、Iwaya K、**Sakamoto M**、Sekiya T、Matsubara O
「The expression and clinical significance of connective tissue growth factor in advanced head and neck squamous cell cancer」
Human Cell 2014; 27（3）, 121-128

138 Mikami M、Aoki Y、**Sakamoto M**、Shimada M、Takeshima N、Fujiwara H、et al
「Disease Committee of Uterine Cervical and Vulvar Cancer, Japanese Gynecologic Oncology Group Surgical Principles for Managing Stage ⅠB2, ⅡA2, and ⅡB Uterine Cervical Cancer(Bulky Tumors)in Japan」
A Survey of the Japanese Gynecologic Oncology Group Int J Gynecol Cancer 2014; 24（7）: 1333-40

139 Fujii T、Saito M、Hasegawa T、Iwata T、Kuramoto H、Kubushiro K、Ohmura M、Ochiai K、Arai H、**Sakamoto M**、Motoyama T、Aoki D
「Performance of p16INK4a/Ki-67 immunocytochemistry for identifying CIN2+ in atypical squamous cells of undetermined significance and low-grade squamous intraepithelial lesion specimens: a Japanese Gynecologic Oncology Group study」
Int J Clin Oncol 2015; 20（1）: 134-42

140 池田さやか、工藤一弥、佐々木直樹、後藤友子、高野政志、菊池良子、**坂本 優**、喜多恒和、菊池義公
「カボザンチニブの併用は再発子宮平滑筋肉腫へのテモゾロミドとペパシズマブの治療効果を高める」
日本婦人科腫瘍学会雑誌 33: 564-564, 2015

141 Ueda K、Nagayoshi Y、Kawabata A、Kuroda T、Iida Y、Saitou M、Yanaihara N、Sugimoto K、**Sakamoto M**、Okamoto A
「Feasibility of reduced port surgery applying Higuchi's transverse incision」
Gynecology and Minimally Invasive Therapy.2017; 6（1）:12-16

142 Okamoto A、Nagayoshi Y、Kawabata A、**Sakamoto M**、Ueda K
「Higuchi's transverse incision and a modification of this method for minimally invasive surgery」
Gynecology and Minimally Invasive Therapy.2017; 6:66-88

143 Matsuo K、Shimada M、Aoki Y、**Sakamoto M**、Takeshima N、Fujiwara H、Matsumoto T、Mikami M、Sugiyama T
「omparison of adjuvant therapy for node-positive clinical stage IB-IIB cervical cancer: Systemic chemotherapy versus pelvic irradiation」
Int J Cancer. 2017; 141（5）:1042-1051

144 三宅清彦、田部 宏、馬屋原健司、田中忠夫、**坂本 優**
「婦人科領域の炭酸ガスレーザー」
日本レーザー医学会誌 2017; 38（2）, 102-105

145 小瀬木 輪子、岩屋啓一、馬屋原裕子、森田有香、新井美枝、高杉ゆかり、菊池良子、三宅清彦、坂本穆彦、**坂本 優**
「Cellprep 法による子宮頸部細胞診の評価（原著論文）」
日本臨床細胞学会雑誌 2018; 57（3）:159-168

146 馬屋原健司、**坂本 優**、鳴井千景、原野尚美、福島蒼太、田中忠夫、岡本愛光
「子宮頸部円錐切除術後遺残・再発症例に対する光線力学的療法（PDT）の有用性」
産婦人科の実際 2020; 69（9）:939-944

147 堀川真吾、**坂本 優**、福島蒼太、原野尚美、鈴木佳世、鳴井千景、馬屋原健司、田中忠夫、岡本愛光
「子宮頸部病変に対する光線力学療法（PDT）により high-riskHPV は消失する」
特集：感染症対策と光技術。OPTRONICS 2021; No.2:1-5

148 Harano N、**Sakamoto M**、Fukushima S、Iwai S、Koike Y、Horikawa S、Suzuki K、Narui C、Matsuoka K、Ozeki R、Iwaya K、Umayahara K、Tanaka T、Okamoto A
「Clinical Study of Sentinel Lymph Node Detection Using Photodynamic Eye for Abdominal Radical Trachelectomy」
Current Oncology 2021; 28（6）, 4709-4720（IF=3.67）

149 福島蒼太、**坂本 優**、堀川真吾、原野尚美、鳴井千景、馬屋原健司、岡本愛光
「当院における早期子宮体癌に対する腹腔鏡下子宮悪性腫瘍手術の周術期経過の検討」
東京産科婦人科学会会誌 2021; 70（2）159-163

150 鳴井千景、**坂本 優**、福島蒼太、馬屋原健司、岩屋啓一、岡本愛光
「子宮体部と卵管に表層進展した子宮頸癌の一例」
日本臨床細胞学会雑誌 2021, in press

151 Iwaya K、Arai H、Takatou N、Morita Y、Ozeki R、Nakaoka H、**Sakamoto M**、Kouno T、Soma M
「A sheet pocket to prevent cross-contamination of formalin-fixed paraffin-embedded block for application in next generation sequencing」
PLOS ONE 2022;17（5）:e0266947.
doi:10.1371/journal.pone.0266947. eCollection 2022.

152 Miyazaki M、Nakabo A、Nagano Y、Nagamura Y、Yanagihara K、Ohki R、Nakamura Y、Fukami K、Kawamoto J、Umayahara K、**Sakamoto M**、Iwaya K、and Yamaguchi H
「Tissue factor-induced fibrinogenesis mediates cancer cell clustering and multiclonal peritoneal metastasis」
Cancer Letters 2022 doi.org/10.1016/j.canlet.2022.215983

Ⅱ．症例報告（*n*=7）

1 三宅清彦、吉田賢治、岡本三四郎、秋谷 司、中野 真、**坂本 優** ほか
「コンジローマ合併子宮頸部上皮内癌に対し光線力学療法（PDT）が著効した 1 例」
日本レーザー医学会誌 2009;30（1）:26-9

2 三宅清彦、岡本三四郎、秋谷 司、中野 真、**坂本 優**、天神美夫 ほか
「術前卵巣腫瘍との鑑別に苦慮した PDGFR- α陽性ー大腸消化管間質腫瘍（GIST）の一例」
日本婦人科腫瘍学会誌 2011;29（2）:317-322

3 嘉屋隆介、茂木 真、三宅清彦、小屋松安子、田中忠夫、**坂本 優**
「腟原発悪性黒色腫の 1 例」
東京産科婦人科学会会誌 2013;62（2）:285-288

4 三宅清彦、嘉屋隆介、茂木 真、田中忠夫、**坂本 優**、岡本愛光
「子宮体癌術後に発症した原発性腹膜癌の一例」
日本婦人科腫瘍学会誌 2013;31: 1055-1061

5 原野尚美、**坂本 優**、小池勇輝、齋藤良介、黒田高史、嘉屋隆介、岩屋啓一、馬屋原健司、田中忠夫
「分葉状頸管腺過形成（LEGH）/ 子宮頸部最小偏倚腺癌（MDA）が疑われ腹腔鏡下 準広汎子宮全摘出術を施行した 1 例」
東京産科婦人科学会雑誌 2019; 68（2）:312-317

6 小池勇輝、**坂本 優**、原野尚美、馬屋原健司、田中忠夫
「原発性腟癌Ⅱ期に対して根治術施行後、術後尿失禁に苦慮した 1 例」
東京産科婦人科学会雑誌 2019; 68（2）:249-253

7 原野尚美、**坂本 優**、堀川真吾、小池勇輝、鈴木佳世、馬屋原健司、田中忠夫、菊地 盤
「腹腔鏡下手術においてトロッカーの一部が遺残し3年後に回収し得た 1 例」
東京産科婦人科学会会誌 2020;69（1）:118-123

Ⅲ．学会プロシーディングズ（*n=14*）

1 根岸能之、**坂本 優**、岡 隆志、佐野 養、岡部一裕、清水孝順 ほか
「卵巣癌患者におけるCA125並びにCA19-9に関する検討」
腫瘍マーカー研究会記録 1985;（1）:116

2 岡 隆志、足立順子、**坂本 優**、岡部一裕、清水孝順、根岸能之 ほか
「卵巣癌における各種腫瘍マーカーのCombination Assayの検討」
腫瘍マーカー研究会記録 1986;（2）:224-227

3 **坂本 優**、石島早苗、天野栄子、鈴木達男、又吉国雄、根岸能之 ほか
「ヒト子宮頚部腺癌株の樹立とその免疫学的性状」
日免疫会記録 1986;16:639

4 **坂本 優**、岡部一裕、根岸能之、秋谷 清、鈴木達男
「抗ヒト肺癌単クローン性抗体（MAID5）による各種婦人科病変の免疫組織化学的検討」
日本癌学会第45回総会記 1986;143

5 **坂本 優**、岡部一裕、又吉国雄、根岸能之、秋谷 清
「ヒト子宮頚部腺癌培養細胞株（TMCC-1）の樹立とその性状」
日本癌学会第46回総会記 1987;39（臨増）:224

6 根岸能之、斉藤元男、**坂本 優**、岡 隆志、岡部一裕、秋谷 清
「卵巣癌患者におけるOK-432のLAK様活性に関する研究」
日本癌学会第46回総会記 1987;331

7 根岸能之、足立順子、藤原 潔、清水洋一、**坂本 優**、岡 隆志 ほか
「婦人性器癌におけるシリアル Lex-I（SLX）の臨床的検討」
腫瘍マーカー研究会記録 1987;(3):44-47

8 Sakunaga.H、**Sakamoto.M**、Negishi.Y、Akiya.K
「Especially adenocarcinoma of the human uterine cervix, using the MTT assay」
第47回日本癌学会総会記 1987;540

9 Negishi.Y、Saito.M、**Sakamoto.M**、Oka.T、Akiya.K、Ishida.N
「A Study of OK-432 in patients with ovarian carcinoma」
Proceedings of 15th International Congress of Chemotherapy 1987;

10 **坂本 優**、作永穂高、室谷哲弥、杉田道夫、杉下 匡、根岸能之 ほか
「子宮頚部腺癌培養細胞における腫瘍関連抗原CA125の発現とcell cycleとの相関に関するFCMによる検討」
日本癌学会第48回総会記 1989;319

11 **坂本 優**、作永穂高、岩渕浩之、室谷哲弥、杉田道夫、杉下 匡 ほか
「新しい分子細胞遺伝学的方法（CGH）を用いた卵巣癌における遺伝子増幅ならびに欠失領域の解析」
日本癌学会第52回総会記 1993;46

12 室谷哲弥、末広 寛、功刀孝也、馬屋原健司、秋谷 司、**坂本 優** ほか
「子宮頚癌に対する PDT の特性とその応用」
第18回日本レーザー医学会大会論文集別冊 1997;113-6

13 Sakamoto.M、Kawasaki K、Kondo A、Miyake K、Koyamatsu Y、Akiya T、et al
「**Molecular Diagnosis of Uterine Cervical Cancer Using in Situ Trap and Microarray**」
9th Biennial Meeting of the International Gynecologic Cancer Society 2002;65-8

14 後藤友子、**坂本 優**、近藤亜矢子、高野政志、喜多恒和、平田純子 ほか
「**卵巣癌細胞株におけるパクリタキセル耐性関連遺伝子cDNAマイクロアレイ法による解析**」
第54回日本産科婦人科学会学術講演会 2002;24-5

Ⅳ．総説（自著総説のみ・記載事項は原著論文と同様）（*n=14*）

○単著論文

1 **坂本 優**
「**Comparative Genomic Hybridization 法による婦人科癌の遺伝子診断．医学のあゆみ**」

1997;180（11）:736-8

○筆頭者として発表した共著総説

2 **坂本 優**、岩渕浩之、作永穂高、杉下 匡、J.Gray、天神美夫
「**CGHによる遺伝子異常診断 −その着目点について−**」
化療ニュース 1995;3（4）:15-6

3 **坂本 優**、馬屋原健司、作永穂高、杉下 匡、天神美夫、河口徳一 ほか
「**未来の遺伝子診断**」
クリニカ 1995;22（4）:49-55

4 **坂本 優**、岩渕浩之、作永穂高、杉下 匡、天神美夫
「**比較遺伝子競合法**」
検査と技術 1995;23（13）:1100-3

5 **坂本 優**、坂本宙子、末広 寛、秋谷 司、岩渕浩之、作永穂高 ほか
「**CGH（Comparative Genomic Hybridization）**」
日本臨床 1996;54（4）:43-53

6 **坂本 優**、岩渕浩之、坂本宙子、野田哲生、杉下 匡、天神美夫
「**CGH法（Comparative genomic hybridization）による染色体異常の遺伝学的解析**」
癌治療と宿主 1997;9（4）:35-43

7 **坂本 優**、馬屋原健司、坂本宙子、河崎恵子、末広 寛、功刀孝也ほか
「**癌遺伝子異常と薬剤感受性**」
癌と化療 1998;25:1819－31

8 **坂本 優**、岡本三四郎、三宅清彦、小屋松安子、秋谷 司、中野 真、天神美夫、落合和徳、田中忠夫
「**ゲノム異常**」
産科と婦人科 2010;

9 **坂本 優**、嘉屋隆介、三宅清彦、小屋松安子、茂木 真、秋谷 司、ほか
「**子宮頸部初期癌ならびに異形成に対する光線力学療法（PDT）の現状と展望**」
日本レーザ - 医学会誌．2012;33:117-121

10 **坂本 優**、嘉屋隆介、三宅清彦、茂木 真、田中忠夫、岡本愛光
「婦人科領域ガイドラインとレーザー医療」
特集：光による診断と治療．光アライアンス．2013;24:12-15

11 **坂本 優**、嘉屋隆介、三宅清彦、小屋松安子、落合和徳、田中忠夫、岡本愛光
「子宮頸がん 5）手術療法 b）PDT（光線力学療法）．特集：プロメテウス婦人科がん最新医療」
産婦人科の実際 2013; 62（12）:1677-1683

12 **坂本 優**、黒田高史、森本恵爾、三宅清彦、小屋松安子、田中忠夫、岡本愛光
「子宮頸部上皮内腫瘍（CIN）に対する治療はどう変わったか？」

特集「手術機器と材料の update」産婦人科の実際 2014; 63（6）:833-841

13 **坂本 優**、三宅清彦、田部 宏、小屋松安子、馬屋原健司、田中忠夫、岡本愛光
「子宮頸がんにおける PDT（光線力学療法）の応用と今後の推移（婦人科におけるレーザー治療）」
Medical photonics 2017; 23（1），19-26

14 **坂本 優**、小池勇輝、原野尚美、馬屋原 健司、上田 和、柳田 聡、矢内原臨、田部 宏、佐村 修、山田恭輔、田中忠夫、岡本愛光
「On Fleek 産婦人科手術：婦人科「広汎子宮頸部摘出術」
産婦人科の実際 2018; 67（11）:1471-1483

V．著書（*n=33*）

○分担執筆

1 天神美夫、杉下 匡、**坂本 優**
「婦人科でのレーザー治療．田幸敏治ほか編．レーザー100の知識」

東京書籍、1989;194-5

2 坂本 優、作永穂高、岩渕浩之、室谷哲弥、杉田道夫、杉下 匡 ほか
「2. 固形組織 1）新鮮材料 a）物理的（機械的）分散法．フローサイトメトリー入門」
東京：トプコ出版、1993;10-4

3 **坂本 優**、作永穂高、岩渕浩之、室谷哲弥、杉田道夫、杉下 匡 ほか
「FISH（Fluorescence In Situ Hybridization）. フローサイトメトリー入門」
東京：トプコ出版、1993;72-9

4 **坂本 優**、杉下 匡 ほか
「腫瘍マーカーと FCM 加藤 紘ほか編．図説産婦人科 VIEW-18: 腫瘍マーカー」
東京 :MEDICAL VIEW、1995;18:60-9

5 Muroya T、Suehiro Y、Akiya T、Umayahara K、Iwabuchi H、Sakunaga H、**(SakamotoM)**、et al
「Colposcopy and HPV. In: Chanen W and Atkinson K, ed.9th World Congress of Cervical Pathology & Colposcopy」
Bologna, Monduzzi editore, 1996:23-31

6 **坂本 優**、杉下 匡、田中忠夫、天神美夫
「画像およびDNA解析システム Laser scanning cytometer (LSC) . 野澤志朗編 . 新女性医学大系40 婦人科腫瘍の細胞診」
東京 : 中山書店、1999;418-26

7 **坂本 優**、杉下 匡、田中忠夫、天神美夫
「fluorescence in situ hybridization (FISH) . 野澤志朗編 . 新女性医学大系40 婦人科腫瘍の細胞診」
東京 : 中山書店、1999;385-401

8 **坂本 優**、室谷哲弥、杉下 匡
「第2章 Flow cytometry (FCM) B 固形細胞 6. 卵巣癌」
応用サイトメトリー、2000;104-106

9 **坂本 優**、近藤亜矢子、田中忠夫
「第3章 Laser scanning cytometer (LSC) Ⅲ . 応用 3.FISH を取り入れた応用」
応用サイトメトリー、2000;154-9

10 綾部公懿、**坂本 優**
「第5章 Fluorescence in situ hybridization (FISH) Ⅰ . 原理」
応用サイトメトリー、2000;238-9

11 **坂本 優**、秋谷 司、杉下 匡
「第5章 Fluorescence in situ hybridization (FISH) Ⅲ . 応用 7. 婦人科腫瘍」
応用サイトメトリー、2000;278-85

12 坂本 優、岩渕浩之、天神美夫
「第6章 Comparative genomic hybridization (CGH) Ⅰ 原理」
応用サイトメトリー、2000;294-7

13 **坂本 優**、岩渕浩之、馬屋原健司、秋谷 司、坂本宙子
「CGHを用いた遺伝子コピー数の異常の検索 . 婦人科癌診断への応用 . MolecularMedicine 臨時増刊号 癌ゲノム学」
中山書店、2002;39:93-105

14 室谷哲弥、**坂本 優**、天神美夫
「4. 子宮頸部初期病変に対するPDT. PDTハンドブック 光線力学的治療のアドバンストテクニック」
医学書院、2002;43-59

15 高野浩邦、岡本愛光、山田恭輔、**坂本 優**
「細胞遺伝学 (CGH 法による卵巣癌ゲノム異常の解析と遺伝子診断への応用)」
よくわかる卵巣癌のすべて (編集 : 安田 允) . 永井書店、2007;160-7

16 **坂本 優**
「腫瘍マーカー 22、シアリル Lex 抗原 (CSLEX)」
(In:) 中原一彦編 . パーフェクトガイド検査値辞典 . 東京 : 総合医学社, 2010;616

17 **坂本 優**、中野 真
「腫瘍マーカー 23、CA125 (糖鎖抗原125)」
(In:) 中原一彦編 . パーフェクトガイド検査値辞典 . 東京 : 総合医学社, 2010;617

18 **坂本 優**、中野 真
「腫瘍マーカー 24、CA130 (糖鎖抗原130)」
(In:) 中原一彦編 . パーフェクトガイド検査値辞典 . 東京 : 総合医学社, 2010;618

19 坂本 優、中野 真
「腫瘍マーカー 25、CA602（糖鎖抗原 602）」

（In:）中原一彦編．パーフェクトガイド検査値辞典．東京：総合医学社，2010;619

20 坂本 優、中野 真
「腫瘍マーカー 26、シアリルTn 抗原（STN）」

（In:）中原一彦編．パーフェクトガイド検査値辞典．東京：総合医学社，2010;620.

21 坂本 優、中野 真
「腫瘍マーカー27、CA72-4（糖鎖抗原 72-4）」

（In:）中原一彦編．パーフェクトガイド検査値辞典．東京：総合医学社，2010;621

22 坂本 優、中野 真
「腫瘍マーカー 28、CA54 / 61（糖鎖抗原 54 / 61）」

（In:）中原一彦編．パーフェクトガイド検査値辞典．東京：総合医学社，2010;622

23 坂本 優
「腫瘍マーカー 29、腟分泌液中乳酸脱水素酵素（LDH）」

（In:）中原一彦編．パーフェクトガイド検査値辞典．東京：総合医学社，2010;623

24 坂本 優
「腫瘍マーカー 30、癌関連ガラクトース転移酵素（GAT）」

（In:）中原一彦編．パーフェクトガイド検査値辞典．東京：総合医学社，2010;624

25 坂本 優
「腫瘍マーカー 31、妊娠特異β1 糖蛋白（SP1）」

（In:）中原一彦編．パーフェクトガイド検査値辞典．東京：総合医学社，2010;625

26 坂本 優
「腫瘍マーカー 31、妊娠特異β1 糖蛋白 （SP1）」

（In:）中原一彦編．パーフェクトガイド検査値辞典．東京：総合医学社，2010;625

27 坂本 優
「腫瘍マーカー 32、hCG-β / SP1 比」

（In:）中原一彦編．パーフェクトガイド検査値辞典．東京：総合医学社，2010;626

28 坂本 優、岡本三四郎
「腫瘍マーカー 33、ヒトパピローマウイルスDNA（HPV-DNA）」

（In:）中原一彦編．パーフェクトガイド検査値辞典．東京：総合医学社，2010;627

29 坂本 優、田中忠夫
「HPVワクチン」

患者さんによくわかる薬の説明 メディクイックブック 2010 年版．金原出版.2010;876-877

30 蜂須賀徹、坂本 優、他
「第2章（0期とIA 期の主治療）．日本婦人科腫瘍学会編」
子宮頸癌治療ガイドライン 2011 年版．金原出版、2011;29-53

31 坂本 優、田中忠夫
「HPVワクチン．（In:）鈴木康夫編」
メディクイックブック第 1 部：患者さんによくわかる薬の説明 2012 年版．東京：金原出版.2012;913-914

32 坂本 優、田中忠夫
「HPV ワクチン.(In:)鈴木康夫編」
メディクイックブック第1部:患者さんによくわかる薬の説明 2015 年版.東京:金原出版.2015;1011-1012

33 Sakamoto M、Yamaguchi Y、Morimoto K、Miyake K、Koyamatsu Y、Muroya T、Tanaka T、Okamoto A
「Chapter 7. Fertility-preserving photodynamic therapy under colposcopy for CIN and early stage uterine cervical cancer. In: Cryosurgery and Colposcopy: Practices, Outcomes and Potential Complications. Edited by Lillian Watson」
New York, Nova Science Publishers, 2016;127-144

Ⅵ.報告書(*n=25*)

1 杉下 匡、坂本 優
「頸部腺癌細胞の細胞生物学的研究 −特に制癌剤感受性に関して−」
昭和 62・63 年度厚生省がん研究助成金による子宮頸部腺がんの治療法確立に関する研究 1989;173-7

2 杉下 匡、坂本 優、天神美夫、田中博志、大村峯夫
「細胞診における新しい悪性基準の開発に関する研究」
厚生省がん克服戦略研究事業報告書(平成 5 年度)1994;9-18

3 杉下 匡、坂本 優
「子宮頸がんの遺伝子診断に関する研究」
厚生省がん克服戦略研究事業報告書(平成 6 年度)1995;13-21

4 杉下 匡、坂本 優
「子宮頸がんの遺伝子診断に関する研究」
がんの遺伝子診断の臨床応用に関する研究報告書(平成 7 年度)1996;13-7

5 杉下 匡、坂本 優
「LSC 法を用いた子宮頸がんの遺伝子診断に関する研究」
がんの遺伝子診断の臨床応用に関する研究報告書(平成 8 年度)1997;15-8

6 坂本 優、杉下 匡
「CGH 法を用いた子宮頸がんの遺伝子診断に関する研究」
がんの遺伝子診断の臨床応用に関する研究報告書(平成 8 年度)1997;19-24

7 杉下 匡、坂本 優、安本 茂、加藤 紘、和氣徳夫、伊東恭悟 ほか
「発がん・進展とがん免疫機構の解析に基づいた新しい分子診断法の開発と臨床応用に関する研究」
がんの遺伝子診断の臨床応用に関する研究報告書(平成 9 年度)1998;1-13

8 杉下 匡、坂本 優、大屋敷一馬、加藤 紘、和氣徳夫、伊東恭悟 ほか
「発がん・進展とがん免疫機構の解析に基づいた新しい分子診断法の開発と臨床応用に関する研究」
発がん・進展とがん免疫機構の解析に基づいた新しい分子診断法の開発と臨床応用に関する研究 報告書(平成 10 年度)1999;1-14

9 杉下 匡、**坂本 優**、藤本次良、近藤亜矢子
「LSCを用いた婦人科がんの分子診断法の開発と臨床応用に関する研究」
発がん・進展とがん免疫機構の解析に基づいた新しい分子診断法の開発と臨床応用に関する研究 報告書（平成 10 年度）1999;15-7

10 **坂本 優**、平井康夫、岩渕浩之、河崎恵子
「CGHを用いた婦人科がんの遺伝子診断に関する研究」
がん・進展とがん免疫機構の解析に基づいた新しい分子診断法の開発と臨床応用に関する研究報 告書（平成 10 年度）1999;18-23

11 杉下 匡、**坂本 優**、藤本次良、大屋敷一馬、加藤 紘、和氣徳夫 ほか
「発がん・進展とがん免疫機構の解析に基づいた新しい分子診断法の開発と臨床応用に関する研究」
発がん・進展とがん免疫機構の解析に基づいた新しい分子診断法の開発と臨床応用に関する研究 報告書（平成 11 年度）2000;1-9

12 **坂本 優**、杉下 匡、坂本 優、近藤亜矢子
「LSCを用いた婦人科がんの分子診断法の開発と臨床応用に関する研究」
発がん・進展とがん免疫機構の解析に基づいた新しい分子診断法の開発と臨床応用に関する研究 報告書（平成 11 年度）2000;10-13

13 **坂本 優**、平井康夫、岩渕浩之、河崎恵子、坂本宙子
「CGHを用いた婦人科がんの遺伝子診断に関する研究」
発がん・進展とがん免疫機構の解析に基づいた新しい分子診断法の開発と臨床応用に関する研究 報告書（平成 11 年度）2000;14-20

14 杉下 匡、**坂本 優**、藤本次良、大屋敷一馬、加藤 紘、和氣徳夫 ほか
「発がん・進展とがん免疫機構の解析に基づいた新しい分子診断法の開発と臨床応用に関する研究」
発がん・進展とがん免疫機構の解析に基づいた新しい分子診断法の開発と臨床応用に関する研究 報告書（平成 9-11 年度）2000;1-16

15 杉下 匡、**坂本 優**、大屋敷一馬、藤本次良、近藤亜矢子
「LSCを用いた子宮頚がん・体がんの分子診断に関する研究 他」
発がん・進展とがん免疫機構の解析に基づいた新しい分子診断法の開発と臨床応用に関する研究 報告書（平成 9-11 年度）2000;17-23

16 **坂本 優**、大屋敷一馬、平井康夫、岩渕浩之、河崎恵子、坂本宙子
「CGHを用いた子宮頚がん・体がんの分子診断に関する研究 他」
発がん・進展とがん免疫機構の解析に基づいた新しい分子診断法の開発と臨床応用に関する研究 報告書（平成 9-11 年度）2000;24-40

17 **坂本 優**、住浪義則、和氣徳夫、大屋敷一馬、京 哲、藤本次良 ほか
「婦人科がんの発生・進展の分子機構解析に基づいた新しい分子診断・治療法の開発」
婦人科がんの発生・進展の分子機構解析に基づいた新しい分子診断・治療法の開発報告書（平成 12 年度）2001;1-16

18 **坂本 優**、菊池義公、平井康夫、室谷哲弥、岩渕浩之、秋谷 司 ほか
「CGHとマイクロアレイを用いた婦人科がんの遺伝子診断に関する研究」
婦人科がんの発生・進展の分子機構解析に基づいた新しい分子診断・治療法の開発報告書（平成 12 年度）2001;17-22

19 坂本 優、加藤 紘、和氣徳夫、大屋敷一馬、京 哲、藤本次良 ほか
「婦人科がんの発生・進展の分子機構解析に基づいた新しい分子診断・治療法の開発」
婦人科がんの発生・進展の分子機構解析に基づいた新しい分子診断・治療法の開発報告書（平成13年度）2002;1-14

20 坂本 優、菊池義公、平井康夫、室谷哲弥、岩渕浩之、小屋松安子
「CGHとマイクロアレイを用いた婦人科がん遺伝子診断に関する研究」
婦人科がんの発生・進展の分子機構解析に基づいた新しい分子診断・治療法の開発報告書（平成13年度）2002;15-9

21 坂本 優
「婦人科がんの発生・進展の分子機構解析に基づいた新しい分子診断・治療法の開発」
平成12年度がん克服新10か年戦略プロジェクト研究報告書 2003;180-95

22 坂本 優、加藤 紘、和氣徳夫、京 哲、菊池義公、藤本次良 ほか
「婦人科がんの発生・進展の分子機構解析に基づいた新しい分子診断・治療法の開発」
婦人科がんの発生・進展の分子機構解析に基づいた新しい分子診断・治療法の開発報告書（平成14年度）2003;1-17

23 坂本 優、平井康夫、西尾和人、室谷哲弥、岩渕浩之、小屋松安子 ほか
「マイクロアレイによる婦人科癌遺伝子診断と分子標的探索」
婦人科がんの発生・進展の分子機構解析に基づいた新しい分子・診断治療法の開発報告書（平成14年度）2003;18-24

24 坂本 優
「婦人科がんの発生・進展の分子機構解析に基づいた新しい分子診断・治療法の開発」
平成14年度がん克服新10か年戦略プロジェクト研究報告書 2004;182-96

25 坂本 優
「婦人科がんの発生・進展の分子機構解析に基づいた新しい分子診断・治療法の開発」
平成15年度がん克服戦略研究事業 2004;127-35

Ⅶ．その他の出版物、特許（$n=9$）

1 坂本 優
「FISH 新法 遺伝子増幅ならびに欠失を同時に検出できる新しい分子細胞遺伝学的方法 Comparative Genomic Hybridization（CGH）について」
本サイトメトリー学会第3回技術講習会テキスト 1993

2 坂本 優
「omparative Genomic Hybridiztion（CGH）総論」
第6回日本サイトメトリー学会技術講習会テキスト 1996;27-37

3 坂本 優 編
「第11回日本サイトメトリー学会技術講習会テキスト」
日本サイトメトリー学会 2000;1-68

4「U.S.Patent No.5,856,097」
January 5, 1999 Comparative genomic hybridization(CGH)

5「U.S.Patent No.5,965,362」
October 12, 1999 Comparative genomic hybridization(CGH)

6「U.S.Patent No.5,976,790」
November 2, 1999 Comparative Genomic Hybridization(CGH)

7「U.S.Patent No.6,335,167」
January 1, 2002 Comparative genomic hybridization(CGH)

8「U.S.Patent No.6,344,315」
February 5, 2002. Chromosome-specific staining to detect genetic rearrangements associated with chromosome 3 and/or chromosome 17

9「U.S.Patent No.6,475,720」
November 5, 2002. Chromosome-specific staining to detect genetic rearrangements associated with chromosome 3 and/or chromosome 17

Ⅷ. 学会発表（12件のみ抽出）

1 Sakamoto M、Sakunaga H、T Yang-Feng、Li S、Kallioniemi A、Kallioniemi O、et al
「Analysis of genetic aberrations in ovarian cancers using comparative genomic hybridization（シンポジウム）」
第84回アメリカ癌学会. フロリダ.1993年5月

2 坂本 優、坂本宙子、河口徳一、加藤友康、秋谷 司、岩渕浩之 ほか
「Comparative Genomic Hybridization（CGH）法による子宮頸部発癌進展過程の遺伝学的解析（ワークショップ）」
第55回日本癌学会総会. 横浜.1996年10月

3 坂本 優
「癌の遺伝子情報と細胞形態（教育講演）」
第40回日本臨床細胞学会. 東京.1999年6月

4 坂本 優
「分子腫瘍学の進歩とサイトメトリー（特別講演）」
第10回日本サイトメトリー学会総会. 東京.2000年8月

5 Sakamoto M、Sakamoto H、Kondo A、Iwabuchi H、Muroya T、et al
「Cell morphology and genetic information（シンポジウム）」
4th International Congress of Cytology. アムステルダム.2001年5月

6 Sakamoto M、Kikuchi Y、Okamoto S、Asakawa T、Takano M、Tanaka T、et al
「子宮頸部病変の保存的治療 －とくに子宮温存療法の種類とその適応について－」
第60回日本産科婦人科学会総会（International Session、高得点演題、グットプリゼンテーション賞受賞）横浜.2008年4月

7 Sakamoto M、Okamoto S、Miyake K、Tenjin Y、Ochiai K、Tanaka T、et al
「Photodynamic therapy for recurrent or residual uterine cervical cancer after conization（シンポジウム）」
18th International Society for Laser Sergery and Medicine. 東京.2009年12月

8 坂本 優、岡本三四郎、三宅清彦、天神美夫、落合和徳、田中忠夫、ほか
「Discovery of new biomarkers for screening of endometrial cancer of the uterus」
第 49 回日本婦人科腫瘍学会 .(ミートザエクスパート講演) 佐賀 .2010 年 12 月

9 Sakamoto M、Okamoto S、Miyake K、Tenjin Y、Ochiai K、Tanaka T、et al
「Photodynamic therapy for precancer and early stage cancer of the uterine cervix with fertility preservation.（国際学会、招待講演、Plenary session）」
42nd Annual Meeting on Women's Cancer. Society of Gynecologic Oncologists (SGO2011) at Orland, Florida in the USA.2011 年 3 月

10 Sakamoto M、Kuroda T、Morimoto K、Kikuchi R、Miyake K、Koyamatsu Y、Tanaka T and Okamoto A
「PDT for CIN3 and early stage cervical cancer might be superior therapy for fertility preservation in comparison with conization」
第 67 回日本産科婦人科学会学術講演会 (International Session Award)2015 年 4 月

11 Masaru Sakamoto、Yuhki Koike、Naomi Harano、Ryoko Koike、Kiyohiko Miyake、Yasuko Koyamatsu、Hiroshi Tanabe、Kenji Umayahara、Satoshi Yanagida、Tadao Tanaka、and Aikou Okamoto
「Phase I /IIa study of photodynamic therapy using talaporfin sodium (Laserphyrin) and diode laser (L-PDT) for Cervical Intraepithelial Neoplasia」
70th Annual Congress of the Japan Society of Obstetrics and Gynecology. Sendai, 2018

12 Masaru Sakamoto、Yuhki Koike、Naomi Harano、Ryoko Koike、Kiyohiko Miyake、Yasuko Koyamatsu、Hiroshi Tanabe、Kenji Umayahara、Tadao Tanaka、and Aikou Okamoto
「Application of the next generation PDT with talaporfin sodium (Laserphyrin) for Cervical Intraepithelial Neoplasia (CIN)」
60th Annual Congress of the Japan Society of Gynecologic Oncology 2018/9/16, Kyoto

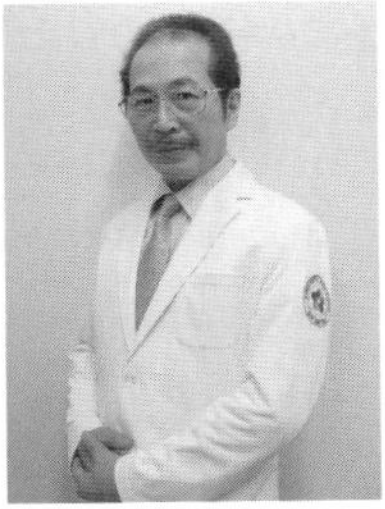

坂本 優
さかもと まさる

[略歴]

昭和57年 3月	東京医科大学医学部卒業 (6年間特待生にて全授業料免除)
昭和61年 3月	東京医科大学医学部大学院修了
昭和63年 6月	東京医科大学において学位(医学博士)取得
平成 2年 4月～4年 8月	米国留学:Lawrence Livermore 国立研究所、 ならびにCalifornia 大学 San Francisco校 研究員
平成12年 4月～15年 3月	厚生労働省がん克服戦略研究事業:坂本班、主任研究者。 研究課題:発がん・進展とがん免疫機構の解析に基づいた 新しい分子診断法の開発と臨床応用に関する研究
平成17年 4月～	佐々木研究所附属杏雲堂病院婦人科 部長
平成19年 8月～	東京慈恵会医科大学産婦人科学教室 准教授
平成27年10月～	佐々木研究所附属杏雲堂病院 副院長に就任
平成29年 1月～	東京慈恵会医科大学産婦人科学教室 客員教授に就任
令和 4年 4月～	杏雲堂レディースセンター長に就任

[所属学会・役職]

日本産科婦人科学会代議員、日本癌学会会員、日本癌治療学会会員、日本婦人科腫瘍学会代議員、日本臨床細胞学会評議員、日本サイトメトリー学会理事、日本婦人科がん検診学会理事、日本がん検診・診断学会評議員、日本婦人科がん分子標的研究会代表世話人、東京産婦人科医会癌対策委員会委員長

平成18年 8月	第5回日本婦人科がん分子標的研究会学術集会 会長
平成22年 6月	第20回日本サイトメトリー学会学術集会 会長
平成26年 8月	第32回日本ヒト細胞学会学術集会 会長
平成28年 6月	第26回日本光線力学学会学術集会 会長
平成28年11月	第25回日本婦人科がん検診学会学術集会 会長
令和 7年(予定)	第46回日本レーザー医学会 総会 大会長

[認定医・専門医・指導医]

日本産科婦人科学会 産婦人科専門医、指導医;日本臨床細胞学会 細胞診専門医、教育研修指導医;母体保護法指定医師; 日本レーザー医学会 レーザー専門医;日本婦人科腫瘍学会 婦人科腫瘍専門医、指導医;日本がん治療認定医機構 がん治療認定医;検診マンモグラフィ読影認定医;日本がん検診・診断学会 がん検診認定医;日本産科婦人科内視鏡学会 腹腔鏡技術認定医;日本内視鏡外科学会 腹腔鏡技術認定医

参考文献 ならびに ホームページ

[文献]

○ **産婦人科診療ガイドラインー婦人科外来編 2020**
日本産科婦人科学会 / 日本産婦人科医会編　杏林社 2020 年

○ **患者さんとご家族のための子宮頸がん子宮体がん卵巣がん治療 ガイドライン 第 2 版**
日本婦人科腫瘍学会編　金原出版 2016 年

○ **小児、思春期・若年がん患者の妊孕性温存に関する診療ガイドライン**
日本癌治療学会編　金原出版　2017 年

○ **子宮頸癌治療ガイドライン 2022 年版**
日本婦人科腫瘍学会編　金原出版 2022 年

○ **子宮体がん治療ガイドライン 2018 年版**
日本婦人科腫瘍学会編　金原出版　2018 年

○ **婦人科腫瘍 遺伝カウンセリングマニュアル**
関沢明彦、佐村修、四元淳子編　中外医学社 2018 年

○ **PDT ハンドブック　光線力学的治療のアドバンストテクニック**
加藤治文監修　奥仲哲弥編　医学書院 2002 年

○ **腹式広汎性子宮頸部摘出術**
野澤志朗、福地剛著　メジカルビュー社　2004 年

○ **On Fleek 産婦人科手術**
企画：岡本愛光教授　産婦人科の実際 67（11）金原出版　2018 年

○ **婦人科腫瘍治療アップデート**
岡本愛光編　中外医学者　2020 年

[ホームページ]

○ がん情報サービス：国立がん研究センターが運営する公式サイト
https://ganjoho.jp/public/index.html

○ がん情報サービス、がん統計
https://ganjoho.jp/reg_stat/index.html

○ 日本婦人科腫瘍学会　治療ガイドライン
http://jsgo.or.jp/guideline/

○ 子宮頸癌治療ガイドライン 2017 年版
http://jsgo.or.jp/guideline/keigan2017.html

○ 子宮体癌治療ガイドライン 2018 年版
http://jsgo.or.jp/guideline/taigan2018.html

○ NCCN ガイドライン日本語版（婦人科がん）
https://www2.tri-kobe.org/nccn/guideline/index.html

○ 遺伝性大腸癌診療ガイドライン 2020 年版
http://www.jsccr.jp/guideline/2020/hereditary_index_guide.html

子宮頸がんでも妊娠・出産を可能にする

最新子宮温存治療法

PDTとトラケレクトミー

著者　坂本 優

2022年12月12日　初版第一刷発行

発行者　佐野 裕
発行所　トランスワールドジャパン株式会社
〒150-0001 東京都渋谷区神宮前6-25-8
神宮前コーポラス 1401/1402
TEL：03-5778-8599　FAX：03-5778-8590

協　力　公益財団法人 佐々木研究所附属 杏雲堂病院

デザイン　塚原 周三
編　集　杉本 多恵
印刷所　日経印刷株式会社

本書内容に関するご質問・お問い合わせは、下記メールアドレスまでお送りください。
sakamoto@po.kyoundo.jp

ISBN 978-4-86256-352-1